Experimentelle Medizin, Pathologie und Klinik

Band 34

Herausgegeben von

F. Leuthardt · R. Schoen · H. Schwiegk · H. U. Zollinger

Jost L. Bircher

Klinische Sudeckprophylaxe und Therapie

Tierexperimentelle Grundlagen

Mit 22 zum Teil farbigen Abbildungen

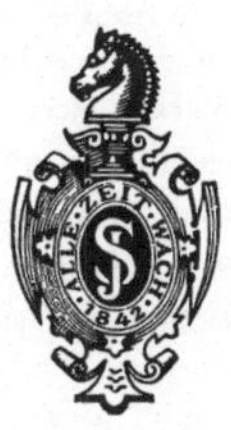

Springer-Verlag Berlin · Heidelberg · New York 1971

Privatdozent Dr. Jost L. Bircher

Privatdozent für Chirurgie, Universität Basel, Leitender Arzt für allgemeine
Chirurgie, Chirurgische Universitätsklinik, Bürgerspital Basel

ISBN-13:978-3-642-65211-0   e-ISBN-13:978-3-642-65210-3
DOI: 10.1007/978-3-642-65210-3

Vorwort

Die vorliegende Arbeit versucht, der Prophylaxe und Therapie der Sudeckschen Dystrophie in der Klinik durch tierexperimentelle Untersuchungen eine Basis zu schaffen.

Diese Experimente wurden in den Jahren 1965—1968 in der Chirurgischen Universitätsklinik Basel durchgeführt, in deren von Prof. R. Nissen geschaffenen und von seinem Nachfolger, Prof. M. Allgöwer, weiter geförderten Atmosphäre, solche Untersuchungen allseitige Unterstützung fanden.

Es ist selbstverständlich, daß die zahlreichen Tierexperimente, die in der Versuchsstation des Bürgerspitals ausgeführt wurden, vieler Helfer bedurften. Wo immer ich mit Problemen praktischer oder theoretischer Art vorsprach, traf ich auf hilfsbereite und verständnisvolle Mitarbeiter.

Erwähnen möchte ich hier die zahlreichen histologischen Untersuchungen, die durch das Anatomisch-Pathologische Institut unter der Leitung von Herrn Prof. Werthemann ausgeführt wurden. Hier war mir Frau Dr. Ch. Schieweck für die Erstellung und Auswertung der histologischen Präparate eine wertvolle Hilfe, ebenso wie PD Dr. Meier-Ruge für die histochemischen Untersuchungen. Der größte Teil der Schnitte wurde durch das histologische Labor des Bürgerspitals Basel (Leiter Dr. F. Huber) aufgearbeitet.

Die Knochenschliffe und ihre Beurteilung verdanke ich Prof. R. Schenk und seinem Mitarbeiter cand. med. Merz von der anatomischen Anstalt der Universität Basel.

Bei der Erstellung der Röntgenbilder und deren densitometrischer Bearbeitung war mir Oberarzt Dr. A. Rösli des Universitätsröntgeninstitutes Basel (Vorsteher Prof. H. Hartweg) sehr behilflich, während Dr. V. Eckert von der Apotheke des Bürgerspitals die Einzeldosen der verwendeten Medikamente bereitstellte. Die mathematisch-statistische Überprüfung hat in verdankenswerter Weise Dr. P. Schmid vom mathematischen Institut der Universität Basel übernommen, während Dr. E. Amble, Basel, die Beurteilung der Volumenmessungsresultate mit dem Computer ausführte. Das Photolaboratorium des Bürgerspitals hat die zahlreichen Bilder aufgenommen und meine Frau, H. E. Bircher, fertigte die Zeichnungen und graphischen Darstellungen an.

Von der chemischen Industrie hat mir J. R. Geigy AG, Basel, Tanderil in Reinsubstanz zur Verfügung gestellt und in ihren Photolaboratorien die Mikrophotographien angefertigt. Durch die Lieferung von Versuchstieren und die finanzielle Unterstützung wurden meine Versuche wesentlich gefördert. Sandoz AG, Basel, SPEZIA, Paris, und Dr. Madaus & Co., Köln, unterstützten meine Arbeiten durch die Lieferung der notwendigen Versuchsmengen von Hydergin, Phenergan resp. Reparil, während Frl. Dr. BOLLIGER von Hoffmann-La Roche AG, Basel, die verwendeten Phenollösungen herstellte. Außerdem lieferte mir diese Firma Valium, Ilidar und weitere Versuchstiere.

Allen den genannten Gönnern und Mitarbeitern, sowie den vielen im Hintergrund wirkenden Helfern der Versuchsstation, des Röntgeninstitutes, des histologischen Labors und der Spitalapotheke möchte ich hiermit meinen Dank aussprechen.

Basel, im März 1971   JOST L. BIRCHER

Inhaltsverzeichnis

Einleitung

Es sind hundert Jahre verstrichen, seitdem in der Literatur im Rahmen der posttraumatischen Komplikationen zum ersten Mal die Beschreibung des Sudeckschen Syndroms auftrat. Die Probleme, vor die uns diese Erkrankung und ihre Behandlung stellen, konnten jedoch bis heute noch nicht vollständig gelöst werden.

Auch wenn das Sudecksche Syndrom nicht häufig auftritt, hat es durch seine Verzögerung der Heilung und seinen oft mit Invalidität endenden Verlauf doch große soziale Bedeutung erlangt. 31 Autoren aus den Jahren 1924 bis 1967 machen folgende Häufigkeitsangaben:

Frakturen der Extremitäten	0,3‰—30%
(Ohne Finger- und Zehenfrakturen)	
Weichteilverletzungen	0,5‰—5,7%
Tuberkulöse und andere infektiöse Arthritiden	2,0%—50%
Verbrennungen	2,0%—42,3%

Diese Zahlen geben zwar kein klares, mathematisch statistisch verwertbares Bild, zeigen aber doch deutlich, wie häufig die Sudecksche Dystrophie auftritt.

In Anbetracht der Häufigkeit des Auftretens der Sudeckschen Dystrophie erachten wir es als notwendig, mit dem Beginn der Therapie nicht zu warten, bis das vollentwickelte Krankheitsbild vorliegt, sondern wir möchten schon ihre Entstehung durch eine geeignete Prophylaxe verhindern. Dies sollte durchaus möglich sein, wenn die entsprechenden Maßnahmen rechtzeitig getroffen werden. Die an der Basler Universitätsklinik gemachten Versuche, durch Verabreichung von Medikamenten das Auftreten des Sudeck zu verhindern, sind allerdings bis jetzt gescheitert. Um statistisch verwertbare Vergleichsziffern zu erhalten, müßten die Therapieresultate von einigen tausend Patienten mit und ohne prophylaktische Behandlung vorliegen, was jedoch den Rahmen unserer Möglichkeiten übersteigen würde. Es bleibt deshalb nur das Tierexperiment, das uns erlaubt, regelmäßig ein sudeckähnliches Bild zu erzeugen und an diesem die erfolgversprechenden Medikamente anzuwenden. Die Vorbehalte für die Übertragung des Tierexperimentes auf den Menschen sind uns bekannt, doch bietet das Tierexperiment die einzige Möglichkeit, die zur Verfügung stehenden Substanzen objektiv zu prüfen, damit die Prophylaxeversuche am Menschen überhaupt sinnvoll gestaltet werden können.

Das Sudecksche Syndrom, dessen Pathogenese noch nicht sicher geklärt ist, weist gleichzeitig multiple ätiologische Ursachen auf:

— traumatische Läsionen
— entzündliche Prozesse
— thermische Einwirkungen (Verbrennungen, Erfrierungen)
— chemische, elektrische und strahlenbiologische Einwirkungen
— funktionelle und organische Gefäßstörungen
— periphere und zentrale Affektionen des Nervensystems
— Inaktivität
— gewisse Hauterkrankungen.

Zahlenmäßig an erster Stelle stehen absolut und relativ die traumatischen Läsionen, weshalb sich die meisten Autoren in der Literatur auch vorwiegend mit diesen befassen.

Die Pathogenese des Sudecksyndroms ist bis heute nicht sicher geklärt, folglich werden verschiedene Theorien vertreten, die sich in 8 Gruppen zusammenfassen lassen:

Entzündung	(Sudeck, Kienböck, Coquelet)
Neurogen (Reflextheorien)	(Rieder, Remé, Hackethal, Schönbach)
Neuro-vasculär	(Leriche, Fontaine)
Neuro-hormonal	(Blumensaat)
Vasculär	(Scheibe, Karitzky)
Biochemisch	(K. Kirsch, Harff, Schröter)
Inaktivität	(Hilgenrainer, Truéta)
Mechanisch	(Nicole)
	(aufgeführt sind nur eine Auswahl von Autoren)

Die Prophylaxe und Therapie zeigt noch die größere Vielfalt, indem 250 Autoren 109 Medikamente oder andere Therapieformen vertreten, die physikalische Therapie nicht mitgerechnet.

Nach Wirkstoffen lassen sich folgende 9 Medikamentengruppen unterscheiden:

1. Gefäßerweiternde Mittel
   myolytische Medikamente
   Parasympathikomimetika
   periphere Sympathikolytika
2. curarisierende Mittel
3. Ganglioplegika
4. Lokalanaesthetika
5. Antihistamine
6. Sexualhormone und Derivate (Anabolika)

7. Vitamine
8. Cortison und cortisonähnliche
9. andere Medikamente (Pflanzenextrakte u. ä.)

Um aus dieser Vielfalt von Angaben dem Kliniker die richtige Prophylaxe oder Therapie vorschlagen zu können, wurden die folgenden tierexperimentellen Untersuchungen ausgeführt.

Problemstellung

Die vom Arbeitenden nicht beachtete Kontusion, die sofort belastete Distorsion, die Radiusfraktur der aktiven Geschäftsfrau, die primär versorgte, frühmobilisierte Fraktur jeglichen Schweregrades zeigen keine Sudeckschen Syndrome. Dagegen sehen wir beispielsweise den in seiner Stellung enttäuschten Handwerker, die überängstliche, ältere Hausfrau, den Schwerverunfallten mit Aussicht auf ein langes Krankenlager, den durch Nervenläsion zur Untätigkeit verurteilten Patienten oder den Schwerverbrannten, die schwere Dystrophien aufweisen.

Die Gegenüberstellung zeigt uns, daß die Verhinderung der drei Faktoren *Schmerz, Inaktivität* und *Entlastung* allein nicht immer genügt, um das Sudeck-Syndrom zu vermeiden. Oft verhindert bei Traumen die richtige ärztliche Behandlung die Sudecksche Dystrophie (schonende Reposition, gute Fixation, Osteosynthese, Frühmobilisation, aktive Bewegungstherapie).

Können aber diese Behandlungsprinzipien nicht restlos durchgeführt werden (Frakturtypen oder Patienten, die für eine Osteosynthese nicht in Frage kommen; überängstliche Patienten, die einer aktiven Bewegungstherapie ablehnend gegenüberstehen; Operationen an Knochen, Gelenken, Sehnen und Nerven, die eine Immobilisation verlangen), so bleibt nur der Einsatz von *Medikamenten zur Prophylaxe.*

Die verwendeten Pharmaka wurden bisher entweder nach pathogenetischen Überlegungen, nach den einzelnen Symptomen oder mehr oder weniger durch Spekulation ausgewählt und der Erfolg in Prozenten beurteilt. Berücksichtigen wir aber die Häufigkeitsangaben über Sudecksche Dystrophien (0,3‰ bis 50%), so ist es offensichtlich, daß eine *mathematisch-statistisch gesicherte Beurteilung* der Medikamentenwirkung *nicht möglich ist.* Insbesondere ist ein Doppelblindversuch mit mehreren hundert Patienten mit gleichartigen Verletzungen oder Frakturen, auch bei einer Annahme von 5—10% posttraumatischen Dystrophien, aus zeitlichen, zahlenmäßigen und personellen Gründen praktisch nicht durchführbar. Somit sind alle Prophylaxe- und Therapievorschläge auf subjektiven Grundlagen aufgebaut und können objektiv nicht überprüft werden.

Diese Unsicherheit hat im deutschen Sprachgebiet zu einer Flut von Sudeck-Literatur geführt und mit Recht sagt Zuckschwerdt (1962), daß ein therapeutischer und prophylaktischer Nihilismus herrsche. Dem pflichtet Poigenfürst (1966) durch die Publikation eines Falles bei. Schon Becker (1952) erklärte, daß alle prophylaktischen Maßnahmen nicht kontrollierbar seien und wir können ihm nur voll und ganz zustimmen.

Übersicht über frühere experimentelle Versuche zur Erzeugung einer Sudeckschen Dystrophie

Versuche, eine Sudecksche Dystrophie im Tierexperiment zu reproduzieren, lassen sich beinahe so weit zurückverfolgen, wie die ersten Berichte, in denen diese Erkrankung beschrieben wurde. Auch hier finden wir einige Vorläufer, die sich mit der Knochenatrophie experimentell befaßten, und zwar bevor Sudeck seine grundlegende Arbeit 1900 veröffentlichte.

Schönbach hat 1956 am belgischen Chirurgenkongreß erstmals die These vertreten, daß klinisch eine partielle Nervenläsion vorliegen müsse, weil er Hypaesthesien ohne nachweisbare Läsion gesehen hatte. Er versuchte deshalb, auch tierexperimentell partielle Nervenläsionen zu erzeugen. Seiner Ansicht nach entsteht durch den Ausfall der Innervation die glatte Atrophie, während er am Kaninchen durch Quetschen des Ischiadikus entweder eine vollständige Lähmung oder aber eine Schwellung und Erwärmung der betroffenen Extremität erhielt. Eine Kompression des Nervus fibularis durch Aufbinden einer Polyvinylplatte provozierte am Kaninchen neben Schwellung und Erwärmung eine radiologisch faßbare, kleinfleckige Knochenatrophie. Aus diesen Resultaten zieht der Autor den Schluß, daß das Sudeck-Syndrom eine partielle Nervenschädigung, insbesondere der vegetativen Fasern darstelle.

K. Kirsch teilte 1958 mit, daß für Tierversuche eine besondere Konstellation geschaffen werden müsse, sei es durch Sensibilisierung mit fremden Seren oder durch andere Maßnahmen. Er befaßte sich in der Histologie hauptsächlich mit den Weichteilen und weniger mit den Knochen und beobachtete im Stadium II Ödeme der Gefäße, der Muskeln und der Haut mit scholliger Degeneration.

Geiser und Truéta veröffentlichten im gleichen Jahre die Ergebnisse einer größeren Versuchsserie, in der sie zum Teil Osteoporosen, aber keine wirklich typischen Weichteilveränderungen experimentell erzeugt hatten.

Hackethal hat 1958 eine sehr ausführliche Arbeit über die neuroparalytischen und neuroirritativen Eingriffe publiziert. Bei der totalen Unterbrechung des Ischiadikus konnte er keine anderen Ergebnisse verzeichnen als die schon von Kassowitz, Nasse, Allison und Brooks beschriebenen Resultate mit röntgenologisch-manifester Knochenatrophie.

In drei Serien von je 14—16 Tieren implantierte Hackethal:

1. Mechanische Irritamente in Form von U-förmigen Kirschnerdrahtstücken, Palavit-Rinnen (Methacrylat-Kunststoff) oder Grünkerr-Rinnen (wachsartiger Stoff aus der Zahnheilkunde).
2. Zirkulär geschlossene, aber primär nicht schnürende Irritamente (Supramid-Schlinge, Drahtspirale, Grünkerr-Manschette).
3. Zirkulär geschlossene, primär schnürende Irritamente (Drahtspirale, Grünkerr-Manschette, Gipslongette, Supramid-Schlinge).

Die beiden ersten Serien blieben ohne Erfolg, während bei 14 Tieren der Serie mit primär schnürenden Irritamenten (Gruppe 3) 5 Tiere ein Sudeck-Syndrom entwickelten, 5 mit einer Paralyse in die erste Gruppe eingereiht werden mußten und 4 Fälle keine Gewebsveränderungen aufwiesen.

Eine weitere Serie von 15 Kaninchen mit reizlos liegenden Kontaktirritamenten wurde zusätzlichen Versuchen ausgesetzt. In Zeitabständen von 5—7 Tagen verabreichte Hackethal Formol subplantar, und zwar in 3 Dosen. Während mehrfache Formolinjektionen allein keinen Effekt erzielten, entstand bei *3 Kaninchen* der Gruppe 1 mit gleichzeitig liegendem, mechanischem Irritament eine Sudecksche Dystrophie. Ein weiteres Versuchskaninchen entwickelte eine leichte Osteoporose. Durch wiederholte Injektionen von artfremdem Eiweiß gelang es Hackethal bei einem von 3 Kaninchen mit liegendem Kontaktirritament ebenfalls eine Dystrophie zu erzeugen.

Dieser Autor konnte den für die Dystrophie charakteristischen Knochenabbau mit Bildung von Granulationsgewebe in den Markräumen beim experimentellen Sudeck feststellen. Am Muskel fand er neben einem interstitiellen Ödem, Wucherung des interstitiellen Bindegewebes und degenerative Veränderungen.

An Hand der klinischen Untersuchung zeigten bei Keßler (1958) 27 Patienten partielle Nervenschädigungen. In Zusammenarbeit mit Schönbach unternahm er es, diese Läsionen im Tierversuch am Kaninchen durch einfache Durchtrennung, Resektion, Quetschung oder lockere und feste Umschnürung des Nerven zu reproduzieren. Es war ihm allerdings nie möglich, eine typische, fleckige Knochenatrophie zu erhalten. Leider unterließ er in diesem Experiment die histologische Untersuchung der Weichteile.

Remé (1959) setzte Pseudarthrosen am Versuchstier und konnte entfernt von der eigentlichen Verletzung eine fleckige Aufhellung am Knochen hervorbringen. Die Durchtrennung der Nervi ischiadici und crurales ergab ein gleichartiges Bild.

1959 haben Schönbach u. Thorban in einer gemeinsamen Arbeit die histologischen Ergebnisse bei Schädigungen der Nerven durch mechanische Mittel mit den Bildern nach Sympathektomie verglichen. Ein Jahr später weist Schönbach noch einmal nachdrücklich auf die Wichtigkeit der partiellen Nervenschädigung hin, unterstützt von seinen Resultaten, welche er an Hand einer Serie von 30 Kaninchen gewonnen hat.

Ein Teil der Kaninchen mit Quetschung des Nervus ischiadicus zeigten Atrophien oder Dystrophien.

Bei einem anderen Teil der Kaninchen mit Aufbinden eines Polyvinylplättchens auf den Nervus fibularis ergaben sich Dystrophien.

Im Jahre 1960 gelang es Scheibe, einen experimentellen Sudeck an 14 Kaninchen zu erzeugen. Er konnte in seinem Experiment eine lokale Acidose und eine Vermehrung der γ-Globuline um ungefähr 4⁰/₀ feststellen. Seine Versuche lassen vermuten, daß die Ausbildung einer Fibrose durch eine Erhöhung des γ-Globulinspiegels gefördert wird. Er konnte histologisch über folgende Ergebnisse berichten: Ödem der Haut, trübe Schwellung im Muskel, Verdickung und Intimapolster der Capillarwand.

Die neueste ausführliche Arbeit stammt von Thorban (1962). Er hatte Gelegenheit, einige Dystrophien am Menschen histologisch genau zu untersuchen. Nach seiner Ansicht hat Hackethal die vollen Möglichkeiten im Tierversuch keineswegs ausgeschöpft, da er nur die Bewertung der Befunde am Knochen nach mechanischer Nervenirritation vornahm.

Thorban führte wiederum neuroparalytische und außerdem 8 verschiedene partielle Nervenschädigungen an Serien von je 5 Kaninchen durch. Zudem setzte er künstliche Frakturen ohne Beeinflussung des Nerven.

Die vollständige Durchtrennung des Ischiadikus ergab im histologischen Bild eine zunehmende Osteoporose, ein universelles, interstitielles Ödem, Abnahme der Muskelmasse und Einwachsen von Fett. Veränderungen des Gefäßlumens wurden aber nicht festgestellt.

Bei den partiellen Nervenschädigungen fielen die klinischen und histologischen Resultate für die ätiologisch verschiedenen Gruppen gleich aus. Die 8 Gruppen umfaßten folgende Versuchsanordnungen: Quetschung, Längszerrung, chronische Druckbelastung und Strangulation des Nervus ischiadicus sowie chronische Druckbelastung und Strangulation am Nervus tibialis oder fibularis. Klinisch standen das Weichteilödem und die Erhöhung der Hauttemperatur ($+2°$ C) im Vordergrund.

Histologisch beschreibt Thorban folgende Veränderungen:

Knochen: Rarefizierung der Struktur, wobei die stärkste Veränderung nach 5—6 Wochen erreicht ist; nach diesem Zeitpunkt erfolgen Anbauerscheinungen. 4 Monate später hat die Struktur wieder den Normalzustand erreicht.

Haut, Unterhaut, Muskulatur: Während der 2. Woche wird ein ausgeprägtes, interstitielles Ödem sichtbar, dem in der 4. Woche eine rasch fortschreitende Atrophie nachfolgt. Gleichzeitig tritt eine vacuoläre Degeneration auf.

Gefäße: Nach einer Woche erscheint distal der Nervenschädigung eine Verquellung der Wandschichten, diese lokalisiert sich vorwiegend in der Intima (kleine Arterien, Arteriolen, Capillaren und Venen). Der Zustand entwickelt sich bis zur Fibrosklerose und erfaßt auch die Knochenmarksgefäße.

Nerven: In diesem Gebiet handelt es sich nur um eine Teilschädigung, die sich in Verklumpungen der Fasern und Vacuolen äußert. Einzelne Neurofibrillen werden in ihrer Kontinuität unterbrochen und weisen granulären Zerfall auf. Das Endo- und Perineurium ist unmittelbar in das Geschehen des Ödems einbezogen.

Bei der Gruppe mit einfacher Fraktur wurden histologisch keine wesentlichen Veränderungen gesehen. Diese Frakturen waren in 4 Wochen konsolidiert.

Gesamthaft lassen sich folgende Ergebnisse zusammenfassen: Es darf als erwiesen erachtet werden, daß die totale Nervendurchtrennung nicht zu einer Sudeckschen Dystrophie führt. Anzeichen, die für die Dystrophie als charakteristisch gelten können, werden nicht festgestellt. Zum Beispiel fehlen die Gefäßveränderungen und die reparativen Reaktionen. Im Tierversuch ist es niemandem gelungen, regelmäßig eine fleckige Atrophie zu erzeugen. Diese ist allerdings auch beim Menschen nicht die alleinige Form des Sudeckschen Syndroms (Rutishauser, Paleari, Thorban u. U. Müller). Hackethal hebt hervor, daß beim Sudeck der Knochen noch rascher betroffen wird als bei der einfachen Nervendurchschneidung.

Grundlagen für die eigenen Versuche

Im vorstehenden Kapitel wurden die zahlreichen Versuche gezeigt, die vorgenommen wurden, um das dystrophische Geschehen am Tier zu reproduzieren. Bis in die Mitte der fünfziger Jahre galt die Aufmerksamkeit ausschließlich den Veränderungen am Knochen. Diese Experimente brachten weder für die Pathophysiologie, die Prophylaxe noch für die Therapie des Sudeck wesentliche Fortschritte. Es ist das Verdienst von Schönbach (1956), als erster am Tier das Hauptaugenmerk auf die Weichteilveränderungen gerichtet zu haben. Damit gab er der Sudeckforschung neuen Auftrieb. Nun folgen verschiedene Versuche Keßlers unter Anleitung von Schönbach. Anschließend erscheint Hackethals Monographie mit eigenen Tierexperimenten sowie eine weitere gemeinsame Mitteilung von Schönbach und Thorban und im Jahre 1962 folgt die ausführliche Arbeit von Thorban. Alle diese Tierversuche wurden auf die gleiche Art und Weise ausgeführt: das Sudecksche Syndrom wurde am Kaninchen durch eine partielle Schädigung des Nervs (Quetschung, Zerrung, Einfügen von ring- oder schalenförmigen Fremdkörpern) provoziert.

Nachdem an der Chirurgischen Universitätsklinik Basel an größeren Patientenserien mit Frakturen verschiedene Medikamente (Dilatol; Dolantin; Hydergin; Phenergan; Gamaquil; Valium) im Sinne einer Sudeckprophylaxe ausprobiert, aber keine signifikanten Resultate erzielt wurden, entschloß ich mich, Versuche mit experimentell erzeugten Dystrophien durchzuführen. Die Methoden von Schönbach, Hackethal und Thorban erschienen relativ aufwendig und zeitraubend, auch garantierten sie nicht unbedingt gleichmäßige Dystrophien. Ich wollte daher neben der Erzeugung eines „Sudeck" gleichzeitig eine objektive Prüfung von einzelnen der zahlreichen vorgeschlagenen Medikamente für Prophylaxe und Therapie vornehmen.

Als Basis dafür diente mir die Publikation von Krediet (1964). Diesem Autor gelang es, durch Phenol-Injektionen in den Bereich des Nervus ischiadicus, eine Dystrophie zu erzeugen. Da er vorwiegend von der Annahme einer neurovegetativen Dysregulation ausging, wollte er mit dem Phenol besonders die vegetativen Fasern der Nerven lädieren. Seine Überlegungen gingen dahin, daß das in Fett gut lösliche Phenol die markscheidenlosen, also weniger geschützten Nervenfasern eher schädige als die markscheidenhaltigen motorischen und sensiblen Fasersysteme. Seine Experimente basierten auf den Versuchen von Coujard. Die klinischen Symptome setzten sich aus den folgenden Anzeichen zusammen:

1. Ausfallen der Haare,
2. Entfärbung der Haut und deutliche Ödembildung,
3. Verminderung der Muskelreflexe,
4. Erholung mit unpigmentierten Stellen im Fell.

In histologischer Hinsicht zeigten sich gleichartige Bilder wie sie beim Menschen bereits bekannt sind und auch Schönbach u. Thorban am Kaninchen beschrieben haben.

Weiterhin muß dem zeitlichen Ablauf eine gewisse Bedeutung beigemessen werden.

Nach 1 Woche: Hautveränderungen.

Nach 3 Wochen: Veränderungen der Reflexe.

Nach 7 Wochen: Maximum der klinisch manifesten Dystrophie.

Nach 10—12 Wochen: Veränderungen an den motorischen Endplatten.

Nach 18 Wochen: Spontane Erholung.

In einem Artikel, der gleichzeitig mit dem von Krediet veröffentlichten erschien, hob Wiertz-Hoessels hervor, daß primär neuro-vegetative Störungen vorhanden sein müssen, bevor die motorischen Endplatten degenerative Erscheinungen aufweisen.

Die erzeugten Veränderungen entsprachen sehr genau den Befunden, die Keßler und Thorban am Menschen gesehen hatten, und an Hand derer sie eine selektive Teilschädigung der peripheren Nerven beim Sudecksyndrom nachweisen konnten.

Mandl (1948) kann als erster gelten, der mit 6%igem Phenol an Katzen selektiv die sympathischen Fasern ohne Schaden für die spinalen Nerven zerstörte. In diesen Jahren fand Phenol auch in der Humanmedizin Verwendung, und zwar nachdem Boyd u. Mitarb. (1949) mit einer 10%igen wäßrigen Phenollösung eine chemische Destruktion des lumbalen Grenzstrangs erreicht hatten. Die Anwendung als Paravertebralanaesthesie erfolgte bei Patienten mit Claudicatio intermittens. Skapinka, Rand u. Edin (1951) loben die langandauernde Wirkung einer 6%igen wäßrigen Phenollösung bei geringen Nebenwirkungen in der Therapie von Durchblutungsstörungen und Kausalgien.

Maher (1957) applizierte diese Mittel intrathecal in Fällen von unheilbaren Krebskranken und Spastikern zur Schmerzausschaltung oder Entspannung bei Kontrakturen. Eine beträchtliche Reihe von Autoren haben Phenol in diesem Sinne verwendet, wobei die Konzentration der Lösung von 1—10% schwankte (Nathan, Sears u. Smith; Pedersen, Juul u. Jensen; Felmann, Katz u. Knott; Halpern u. Meelhuysen; Khalili u. Mitarb.).

Nathan u. Sears und Iggo u. Walsh unternahmen Versuche an Katzen zur weiteren Abklärung für die genannten Phenolapplikationen in der Humanmedizin. Sie konnten nachweisen, daß vorwiegend γ-Fasern des

Nervensystems, die neben sensiblen Bahnen das sympathische System versorgen, vom Phenol geschädigt werden. Die markhaltigen, motorischen und propriozeptiven α-Fasern waren für eine kurze Zeitspanne auch beeinträchtigt, konnten sich aber relativ rasch wieder erholen. Es war Pedersen, Reske u. Nielsen möglich, autoptisch erhaltene Präparate vom Menschen zu beurteilen. Dabei stellten sie eine Degeneration der Nervenaxone und eine Zerstörung der Myelincylinder fest. Obwohl diese Versuche andere Beweggründe hatten und das Phenol intrathecal verabreicht wurde, können sie uns gewisse pathophysiologische Hinweise geben. Shim, Copp u. Patterson konnten nachweisen, daß der Nervus ischiadicus neben den motorischen und sensiblen Nervenfasern sämtliche autonomen sensorischen und motorischen Bündel für den Unterschenkel distal des Knies enthält. Durch diese Ergebnisse läßt sich erklären, weshalb die Veränderungen in unseren Versuchsserien ausschließlich in den Unterschenkeln zu suchen waren.

Methodik

Wahl des Versuchstieres

Als Versuchstier schien nur das Kaninchen günstige Voraussetzungen zu bieten, da dieses nach einer Phenol-Injektion (Coujard, Krediet) eine Dystrophie entwickelt. Auch haben andere Autoren an dieser Tierart bereits sudeckähnliche Verhältnisse erzeugt (Schönbach, Keßler, Scheibe, Hackethal, Thorban). Eine weitere wichtige Begründung liegt in der leichten Beschaffung und einfachen Haltung des Tieres, wodurch die Arbeit in großen Serien ermöglicht wird. Die Katze würde sich besser eignen für die Untersuchungen am Knochen (Jowsey), doch ließen ihre individuelle Art, die begrenzten Beschaffungsmöglichkeiten und wesentliche Schwierigkeiten in der Medikamentenfütterung nur einige wenige Versuche zu, die ausschließlich für die radiologische Darstellung der Osteoporose dienten.

Das Meerschweinchen reagiert auf Injektionen von Phenol in der angewandten Technik nach Coujard nicht regelmäßig mit Dystrophien, sondern es treten zum Teil Tumoren auf. Die Ratte ist ein auf Stresseinwirkungen sehr empfindliches Tier mit Tendenzen zur Ausbildung von Magenulcera. Eine weitere Schwierigkeit bestand darin, daß die Dosierung der verwendeten Medikamente für die Ratte noch nicht experimentell bekannt ist.

Es bleiben noch größere Tiere wie Hunde, Schafe und Schweine, die allerdings zu kostspielig sind, um zahlreiche Versuche zu erlauben. Auch fehlten für die genannten Tiergattungen bereits bekannte Angaben für die Phenolwirkung sowie zum Teil die Dosierung der verwendeten Pharmaka. Diese Tatsachen hätten bedeutende und zeitraubende Vorversuche bedingt.

Versuchstechnik

Herstellung der Phenollösung: Zur Verwendung gelangte anfänglich eine 5%ige, für die späteren Versuche eine 10%ige Phenollösung. Das Phenol wurde in Olivenöl gelöst und mit flüssigem Paraffin verdünnt. Coujard und Krediet hatten für ihre Versuche 5%ige Lösungen verwendet, sie gaben aber die injizierten Mengen in ihren Publikationen nicht bekannt. Aus den nachfolgenden Ausführungen hat der Schreibende sich nach den Vorversuchen auf eine Konzentration von 10%igem Phenol festgelegt.

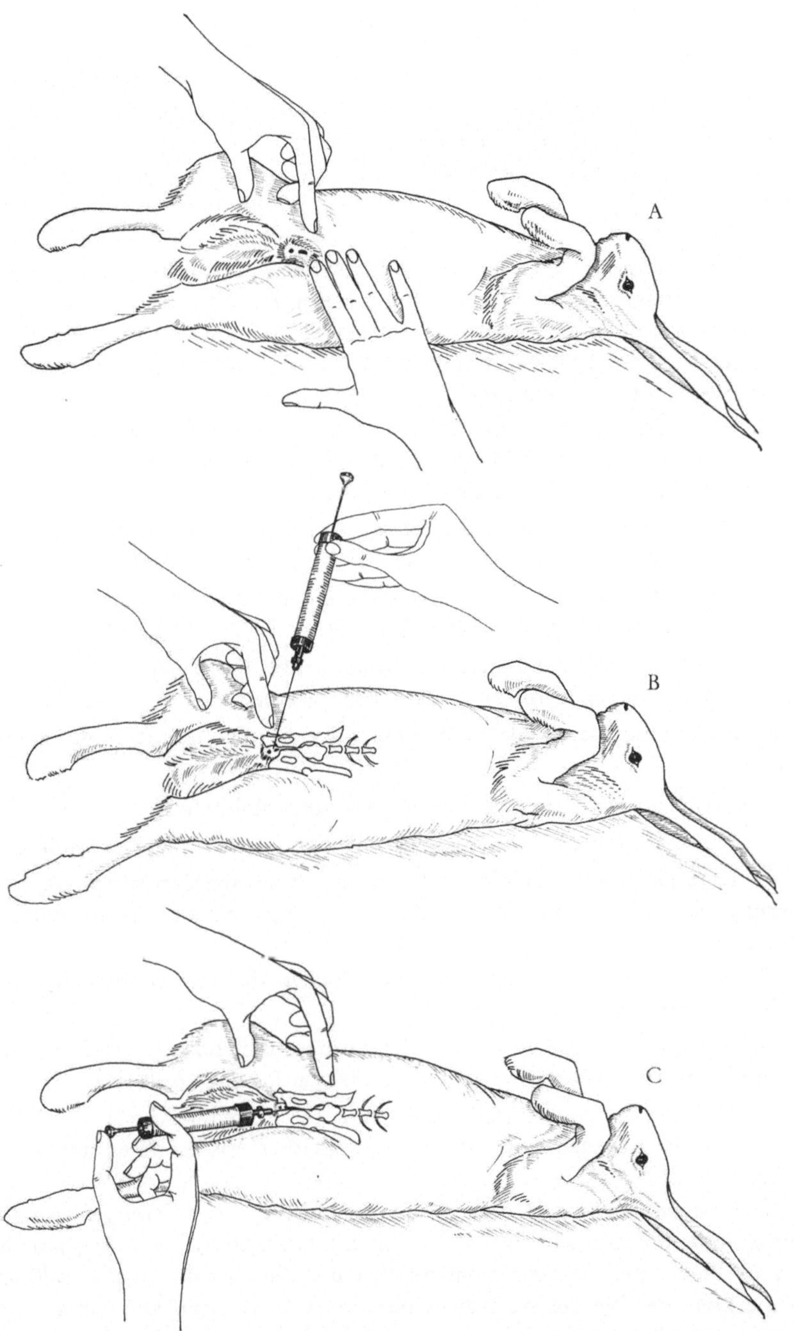

Abb. 1. A Abtasten der Einstichstelle am unteren Schambeinast mit dem linken Zeigefinger. B Einstechen der Nadel für die Phenol-Injektion neben dem Arcus pubis rechts. C Abkippen der Injektionsnadel in waagrechte Lage und Vorschieben derselben längs des Beckens bis auf eine Tiefe von 4,5 cm. Anschließend erfolgt die Injektion

Technik der Injektion: Nach den Darstellungen von Coujard und Krediet soll die Injektion neben der Anogenitalöffnung in den Bereich des Plexus pelvicus und des Foramen ischiadicum erfolgen.

Wir selbst haben die Injektion immer auf der rechten Seite unter Verwendung einer 5 cm³-Rekordspritze mit einer *50 mm langen 10er Nadel* wie folgt ausgeführt:

1. Das Kaninchen wird von einem Helfer in Rückenlage gehalten und in der Anogenitalgegend mit 3%igem Borwasser gereinigt (Desogentinktur und ähnliche alkoholhaltige Desinfektionsmittel führten zu Hautreizungen). Ein wichtiger Punkt neben der Reinigung ist das Anfeuchten des Felles, um es besser wegstreichen zu können.

2. Darstellen der Anogenitalöffnung unter leichtem Wegziehen derselben nach links mit der rechten Hand. Mit dem linken Zeigefinger kann nun der Arcus pubis leicht getastet werden (Abb. 1A).

3. Senkrechtes Einstechen der Nadel rechts zwischen Arcus pubis und Anogenitalöffnung bis die Nadel 1 cm tief eingedrungen ist (Abb. 1B).

4. Abkippen der Nadel in waagrechte Lage und Einführen derselben nach cranial und leicht schräg nach außen bis in 4,5 cm Tiefe (Abb. 1C).

5. Aspiration mit der Spritze, um eine intravenöse Injektion zu verhindern, und nachfolgende Injektion der Phenollösung.

6. Entfernung der Nadel und nochmalige Reinigung mit 3%igem Borwasser.

Zur Illustration der Vorgänge dienen folgende Abbildungen:

1. Lage der Nadel für die Injektion an einem enthäuteten Tier (Abb. 2A).

2. Lage der Nadel für die Injektion nach Spaltung der Symphyse, Entfernung der Eingeweide und Präparation des rechten Plexus pelvicus (Abb. 2B).

3. Blick ins kleine Becken nach Applikation der mit Methylenblau gefärbten Injektionslösung (Abb. 3A).

4. Ansicht vom Rücken her auf den rechten und linken Nervus ischiadicus nach Injektion einer methylenblaugefärbten Lösung (Abb. 3B).

5. Röntgenologische Verteilung des injizierten Mediums, wobei das Phenol durch ein Röntgenkontrastmittel mit gleicher Viscosität ersetzt wurde (Abb. 4).

Die Versuche mit gefärbten Lösungen und mit einem Röntgenkontrastmittel sind insofern wichtig, als sie uns erlauben, die Einwirkung auf den rechten Plexus pelvicus, insbesondere aber den Austritt der Injektionslösung in die Loge des Nervus ischiadicus deutlich zu verfolgen. Die bei der Entnahme zur Histologie erhobenen makroskopischen Befunde (Reizzustände und Verklebungen) sowie die histologischen Resultate lassen den Schluß zu, daß die Schädigung nicht im Beckenbereich, sondern in der Loge des Ischias-

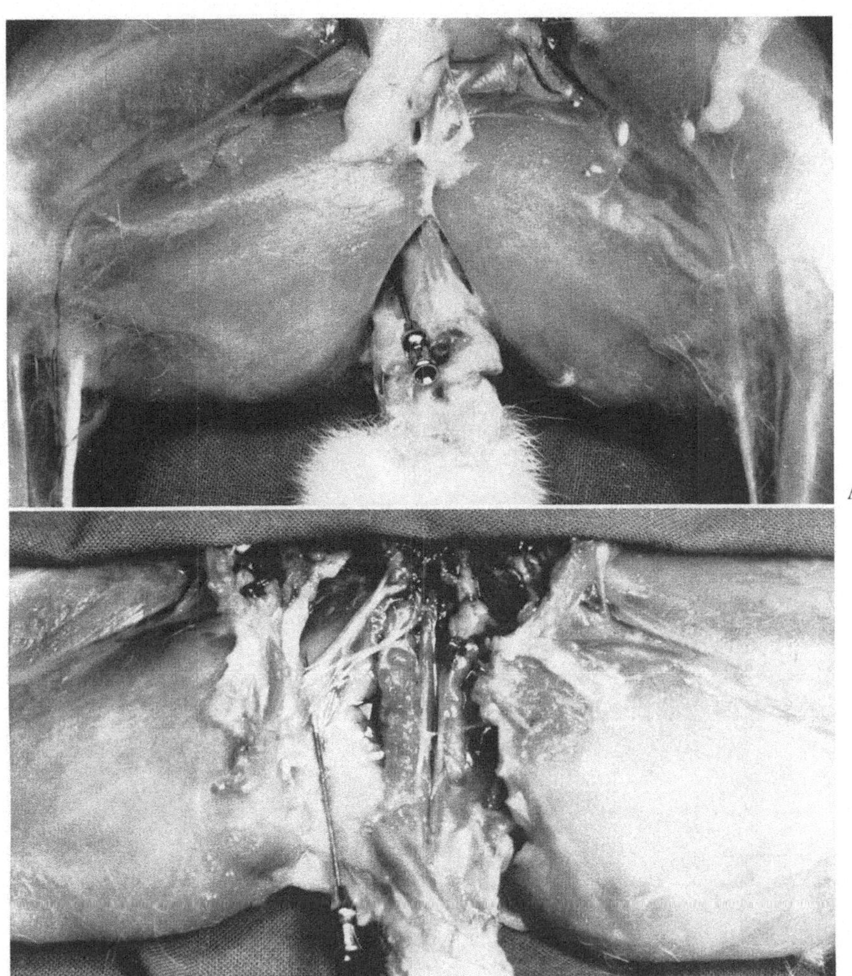

Abb. 2. A Lage der Nadel vor der Injektion bei einem getöteten, enthäuteten, auf
dem Rücken liegenden Kaninchen. B Lage der Nadel nach Spaltung der Symphyse
und Entfernung der Eingeweide. Die Nadelspitze erscheint im Foramen ischiadicum
neben dem Nerv

nervs erfolgt. Scheinbar diffundiert das Phenol im Beckenbereich im Retro-
peritonealraum wesentlich rascher auseinander und wird deshalb in kürzester
Zeit resorbiert, so daß eine deutliche Schädigung nicht mehr eintreten kann.

Vorversuche (Serie 1 und 2): Es wurde bereits erwähnt, daß weder
Coujard noch Krediet die Mengen des injizierten Phenols bekanntgegeben
haben. Dieser Umstand führte zu einer Vorversuchsserie, in welcher die

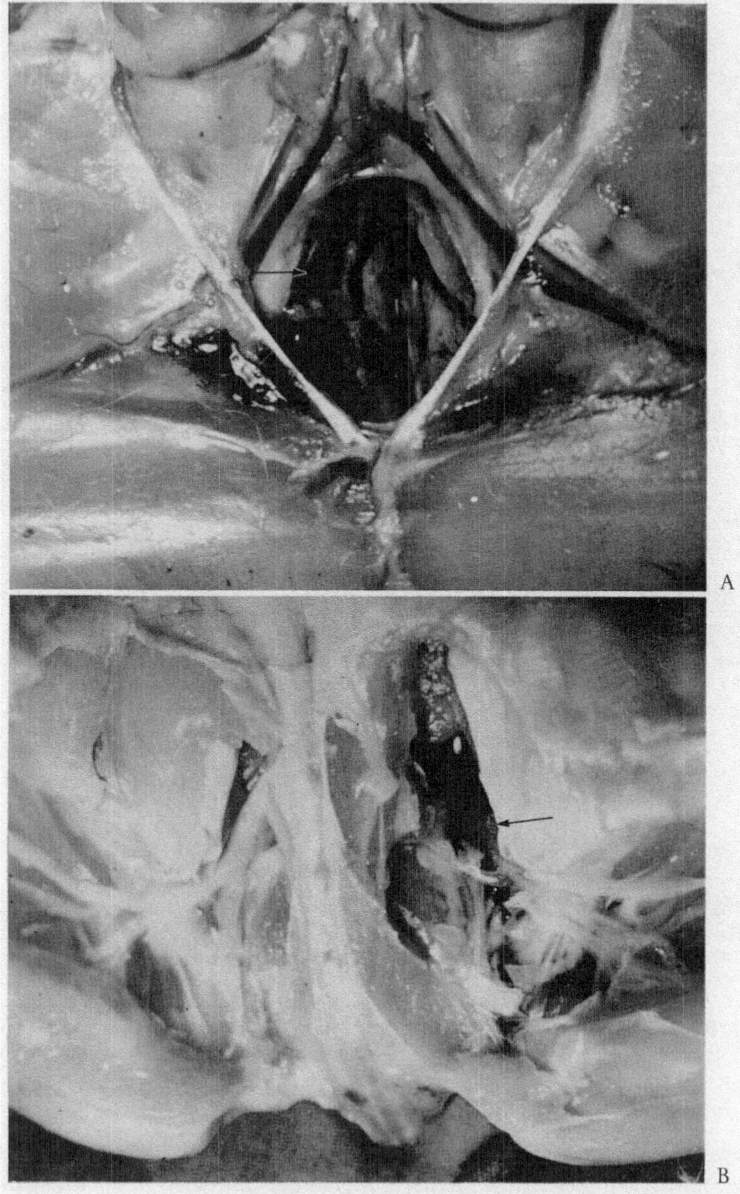

Abb. 3. A Blick ins kleine Becken eines Kaninchens von ventral her nach Injektion von Methylenblau an Stelle von Phenol bei gleicher Viscosität. B Ansicht der beiden auspräparierten Nn. ischiadici von dorsal her; mit Anfärbung auf der rechten Seite nach Injektion einer Farbstofflösung an Stelle von Phenol

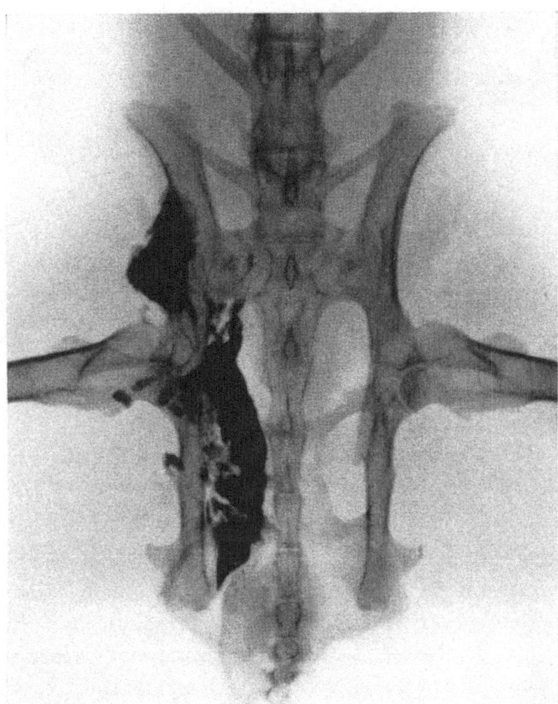

Abb. 4. Röntgenaufnahme eines Kaninchens a.-p. nach Injektion eines öligen Kontrastmittels mit der gleichen Technik wie bei der Phenol-Injektion. Der Austritt in die Loge des N. ischiadicus ist deutlich ersichtlich

optimale Dosis für die Erzeugung einer Dystrophie ermittelt wurde. Mit Dosen von 0,5—2,0 cm³ 5⁰/₀igem Phenol konnten keine deutlichen dystrophischen Veränderungen erreicht werden, während mit 5,0 cm³ zum Teil sehr starke Reaktionen mit Schwellung, Schonhaltung und Temperaturerhöhung auftraten. Es kam aber öfters vor, daß die ausgelöste Reaktion allzu stark war und eine Ulceration am vorderen Teil der rechten Hinterpfote zur Folge hatte (Abb. 5). Auch gingen einige Kaninchen nach der Injektion ein. Auf Grund der gesammelten Erfahrungen ging ich auf eine 10⁰/₀ige Phenollösung über und applizierte vorerst 3,0—5,0 cm³. Mit diesem Verfahren sind in kurzer Zeit 4 von 8 Tieren ad exitum gekommen. Nach einer Verminderung der Dosis auf 1 cm³ 10⁰/₀iges Phenol pro kg Kaninchen konnte regelmäßig ein sehr schweres Sudecksches Syndrom mit Dauerschäden beobachtet werden. Deshalb erfolgte eine Reduktion auf *0,5 cm³ 10⁰/₀iges Phenol pro kg Kaninchen*, bei der stets eine Dystrophie entstand. Diese heilte nunmehr in 16—18 Wochen ohne Therapie oder Prophylaxe wieder ab und schien uns somit am ehesten den Voraussetzungen

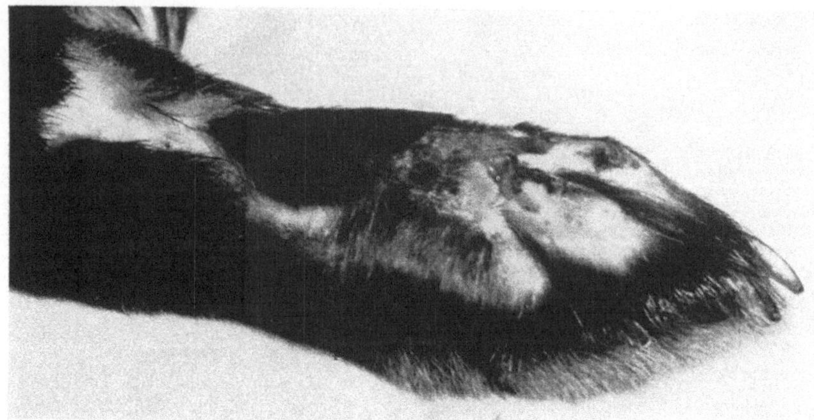

Abb. 5. Rechte Hinterpfote eines Kaninchens mit sehr starker Dystrophie nach Phenol-Injektion (1 cm³ Phenol 10% pro kg Gewicht)

eines mittelschweren Sudeck am Menschen zu entsprechen. Die Vorversuche wurden an insgesamt 36 Kaninchen durchgeführt, wobei die schließlich ermittelte Dosierung praktisch kaum mehr zu primären, tödlichen Komplikationen führte. Bei der Katze, die zur Darstellung der Osteoporose im Röntgenbild und deren Auswertung mit dem Densitogramm verwendet wurde, kam die gleiche Dosis und dieselbe Injektionstechnik wie beim Kaninchen zur Anwendung.

Durchführung der Versuche

Versuchstiere: Für die verschiedenen Serien mit Prophylaxeversuchen wurden jeweils 30—40 mindestens 6 Monate alte Kaninchen gleicher Rasse und einem Gewicht von 2,8—3,2 kg ausgewählt.

Klinische Überwachung: Nach Injektion des Phenols wurden die Tiere anfänglich täglich, nach Abklingen der akuten Symptome jeden 2. Tag klinisch auf Schwellung und Schonhaltung der betroffenen rechten hinteren Extremität untersucht. Die linke hintere Extremität diente dabei zur Kontrolle. Schon nach 24 Std sah man nach der Phenolinjektion eine sichtbare *Schwellung,* wodurch diese relativ leicht beurteilbar war. Nach 24—36 Std zeigte ein Großteil der Kaninchen eine Verminderung des Muskeltonus, der sich je nach Schweregrad von einem leichten Hinken bis zum Nachschleppen des Beines beim *Gehen* äußerte. Dieses Phänomen wurde als *Schonhaltung* bezeichnet und in leicht, mittel oder stark eingeteilt. Trotzdem wurde die betroffene Extremität dauernd voll belastet. In der Serie 10 erfolgte die Kontrolle der Schwellung mittels *plethysmographischer Volumenmessung* der beiden Hinterfüße durch Eintauchen in Wasser und Messung der überfließenden Flüssigkeitsmenge in zwei graduierte Meßzylinder, wie sie an der Chirurgischen Universitätsklinik Basel zur kontinuierlichen Urinmengenkontrolle verwendet werden (Wolff, Gigon u. Enderlin). Für jede Pfote wurde jeweils eine Doppelmessung vorgenommen und der Durchschnitt davon verwertet. Trotzdem diese Meßmethode verschiedene Fehlerquellen hat, sind die erhaltenen Resultate statistisch gesichert. Die *Temperaturmessung* erfolgte interdigital an allen 4 Extremitäten und wurde bereits 3 Wochen vor der Phenol-Injektion begonnen. Das Kaninchen ist ja ein Tier mit einem polycyclischen Temperaturverlauf. Obschon die Messungen immer zur gleichen Tageszeit erfolgten, ergaben sich recht bedeutende Schwankungen. Aus diesem Grunde mußten die Werte der linken Hinterpfote als Nullwert für die Temperaturkurven gelten und die Temperatur der rechten, dystrophischen Hinterpfote jeweils als Plus- oder Minusdifferenz eingetragen werden. Nur auf diese Weise ließen sich brauchbare Kurven aufstellen.

Radiologische Kontrollen: Nach 4, 8 und 12—13 Wochen erfolgten die verschiedenen Röntgenaufnahmen. Bei den Kaninchen konnte die Aufnahme im Wachzustand gemacht werden, während die Katzen sich nur in Narkose röntgen ließen. Zur Fixation der Extremitäten diente ein Gestell (Abb. 6), das eine absolut gleichmäßige Auflage der Hinterfüße gestattete. Als Filmmaterial gelangten halbierte Zahnfilme zur Verwendung, die Belichtung konnte an einer Bildserie ermittelt werden und ergab für optimale Bilder folgende Werte:

Spannung	40 kV
Stromstärke ⎱	
Zeit ⎰	160 mA · sec
Abstand Röhre—Aufgenommenes Objekt	120 cm
Filterung	3 mm Aluminium

Ein Densitometer diente zur Auswertung der gewonnenen Ergebnisse.

Tötung der Tiere und Entnahme der Präparate: Am Ende jeder Versuchsserie wurden die Kaninchen durch Genickschuß getötet und ausgeblutet. Sie hatten 5 Tage vorher 100 mg Achromycin zwecks Markierung des Knochenumbaus erhalten. Anfänglich standen die Tiere 5—6 Wochen unter ständiger klinischer Beobachtung. Nachdem aber die Erfahrung lehrte, daß nach 3 Wochen mit und ohne prophylaktische Maßnahmen keine wesentlichen Veränderungen mehr eintraten, also offensichtlich das Optimum der Prophylaxewirkung erreicht war, wurde die klinische Beobachtungsdauer auf 3 Wochen beschränkt und die Tiere nach dieser Zeitspanne getötet.

Um die histologischen Untersuchungen durchführen zu können, wurden in den ersten Versuchsreihen die Nervi ischiadici der rechten dystrophischen Seite und der linken gesunden Seite sowie beiderseits der Plexus brachialis entnommen. Da dieser bei keinem der 66 Kaninchen pathologische Veränderungen aufwies, verzichteten wir in den späteren Versuchsserien auf die

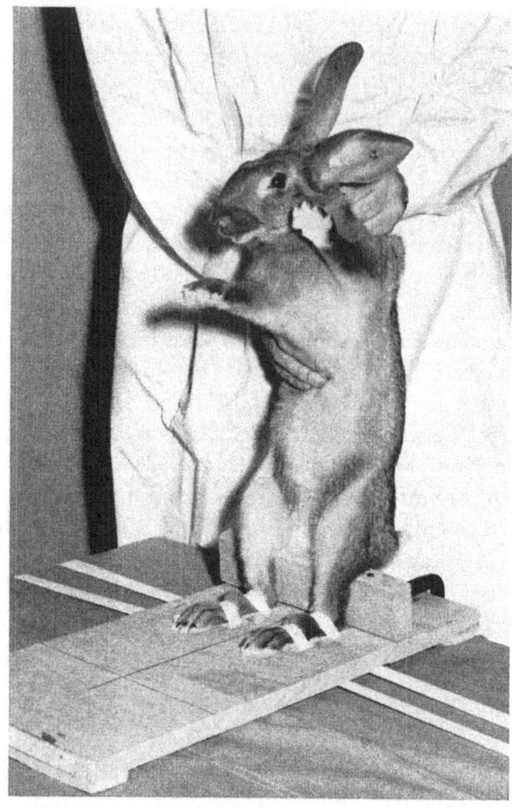

Abb. 6. Technik zur Aufnahme von Röntgenbildern der Metatarsalia mit gleich-
mäßiger Auflage und Stellung der Hinterpfoten

feingewebliche Untersuchung. Im weiteren wurden Muskelstücke aus der
Beugemuskulatur des Unterschenkels der rechten und linken Seite, Tibia-
querschnitte von beiden Seiten sowie versuchsweise auch Talus und Calcaneus
histologisch aufgearbeitet.

Histologische Untersuchung: Die bei der Entnahme gewonnenen Nerven-
stücke wurden in Formalin fixiert und nach Einbettung in Paraffin geschnitten. Die Färbung wurde sowohl mit Hämalaun-Eosin als auch nach dem
PAS-Verfahren vorgenommen. Eine histochemische Untersuchung erfolgte an
einem Teil der Nervenpräparate, weshalb die frischen Nerven im Kryotom
geschnitten und histochemisch auf Acetylcholinesterase überprüft wurden.
Für die histochemische Untersuchung wie auch für die Feststellung der
Knochenveränderungen, beides sehr zeitraubende und arbeitsintensive Methoden, bestand nur für einen Teil der Versuchsserien die Möglichkeit zur
Auswertung, weshalb auf diese Verfahren teilweise verzichtet wurde. Zudem

stellte es sich heraus, daß die Beurteilung der Nervenschnitte für die Auswertung der Prophylaxeversuche vollauf genügte und mit den beiden anderen Methoden die gleichen Resultate erzielt werden konnten.

Mathematische Auswertung: Die Beurteilung der klinischen und histologischen Resultate wurde jeweils durch zwei Untersucher vorgenommen, denen nicht bekannt war, welche Tiere mit und welche ohne Prophylaxe waren. Ebensowenig waren die „Kontrollen" näher bezeichnet. Die *Versuchsanordnung entspricht demnach den Anforderungen eines Doppelblindversuches.*

Die mathematisch statistische Auswertung wurde durch einen Statistiker vorgenommen. Er erhielt die ermittelten Werte ohne Ausschluß von Versuchstieren und berechnete die Irrtumswahrscheinlichkeit P (= probability) mit dem χ^2-Test. Wie es bei biologischen Versuchen üblich ist, wählte er die Grenze $P = 5^0/_0$. Ist die Wahrscheinlichkeit für das zufällige Eintreffen eines Ereignisses größer als $5^0/_0$, wird sein Eintreffen als Zufall erklärt und es besteht somit keine Signifikanz. Für die Beurteilung „*Relative Häufigkeit der Versuche mit schlechter Wirkung*" (Tabelle 4) wurden für die Ergebnisse die festgestellte Schwellung und die Schonhaltung berücksichtigt, während histologisch der Nerv schwere oder schwerste Veränderungen (mit $+++$ oder $++++$ bezeichnet) aufweisen mußte. Die histologischen Veränderungen der Knochen und Gefäße mußten deutlich vorhanden sein (mit $++$ bezeichnet). Für die Auswertung der plethysmographischen Volumenmessung der Serie 10 wurde der Computer zu Hilfe genommen, um die mittlere quadratische Streuung des Mittels um den Mittelwert zu erhalten. Die Berechnung der zweiseitigen Irrtumswahrscheinlichkeit in den Kurven der Abb. 16 (Seite 36) erfolgte mit dem t-Test.

Die experimentell erzeugte Sudecksche Dystrophie

Vergleich mit anderen experimentellen Dystrophien

Bereits die ersten klinischen und histologischen Ergebnisse bestätigen die Angaben von Krediet. Er schreibt, daß durch Phenol-Injektion ein Bild hervorgerufen werden kann, das mit dem menschlichen Sudeck identisch ist. Im Gegensatz zu den Versuchen von Hackethal, Schönbach und Thorban besteht der wesentliche Vorteil dieser Methode in der vereinfachten Provokation des Sudeck. Es war möglich, 10—15 Kaninchen in der verhältnismäßig kurzen Zeit von 30—45 min zu injizieren, ohne daß operative Maßnahmen mit sterilen Instrumenten, Abdecktüchern und Anaesthesie notwendig gewesen wären. Die Ausrüstung war denkbar einfach, es genügten eine Injektionsnadel, eine 5 cm³-Spritze, etwas Borwasser und einige Tupfer. Außer den genannten Vorzügen dieses vereinfachten Verfahrens ist vor allem wichtig, daß alle injizierten Kaninchen an der rechten Hinterpfote dystrophische Veränderungen aufwiesen. Histologisch waren diese mit den experimentellen Befunden von Hackethal (Muskel, Knochen), Rieder (Knochen), Thorban (Nerven, Gefäße, Muskeln, Knochen) absolut vergleichbar.

Vergleich mit der Dystrophie des Menschen

Wenn wir die experimentell verursachte Dystrophie mit derjenigen beim Menschen vergleichen, zeigt sich, daß Ödem und Schonhaltung beim Kaninchen beinahe immer vorhanden waren. Beides Symptome, die wir beim Menschen in ähnlicher Weise sehen. In histologischer Hinsicht konnte eine weitgehende Übereinstimmung mit den Bildern von Sieber-Meißner und Thorban festgestellt werden, obschon die angewandten Färbemethoden verschieden waren. Gleichzeitig ergeben die von einem Patienten mit einer Sudeckschen Dystrophie stammenden histologischen Präparate übereinstimmende Bilder an den Gefäßen (Abb. 7 und Abb. 8). Es kann nicht überraschen, daß die Bilder von Pedersen eine frappante Übereinstimmung zu den Tierexperimenten ergeben, da er 1 cm³ 10⁰/₀iges Phenol intrathecal beim Menschen verabreicht hatte.

Krankheiten, Infektionen, akute Zwischenfälle bei den Versuchstieren

Die Applikation des Phenols machte keine technischen Schwierigkeiten und es waren auch keine Verluste an Versuchstieren durch *Krankheiten* oder

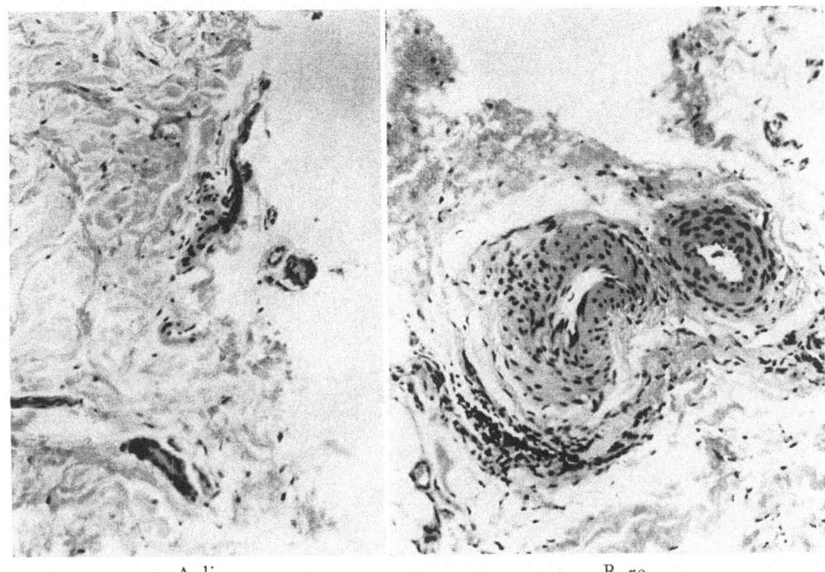

A li.   B re.

Abb. 7. 25jährige Patientin: Sudecksche Dystrophie des re. Unterschenkels nach distaler Fraktur. Biopsie im Bereich des Malleolus tibialis re. und li. Arterie mit starker Wandverdickung und Intimaverquellung re. (B)

lokale Infektionen zu verzeichnen. Hingegen kamen auf 255 Kaninchen in den Versuchsserien 9 Tiere bei der Injektion des Phenols ad exitum. Drei erlitten bei Blutentnahme u. a. Kreuzschläge und mußten getötet werden, 2 starben nach Medikamentenapplikation an Magenperforationen, 6 weitere an Lungenödemen und 3 gingen an unbekannter Ursache ein.

Versuche einer medikamentösen Sudeckprophylaxe

Wahl der Medikamente: Für die Prophylaxeversuche wurden vorerst 3 Medikamente ausgewählt und zuerst einmal als Dreierkombination verabreicht. Um auf jeden Fall primär eine vorbeugende Wirkung zu erzeugen, erschien diese Methode zweckmäßig, auch wenn sich das eine oder andere Pharmakon als wirkungslos erweisen sollte. Ein weiterer Grund lag darin, daß wir bereits über klinische Erfahrungen mit 2 von den 3 Medikamenten verfügten.

Hydergin kam zur versuchsweisen Anwendung, da es nach Angaben der Hersteller (Sandoz AG, Basel) in seiner Mischung von Mutterkornalkaloiden (Dihydroergocornin-methan-sulfat, Dihydroergocristin-methan-sulfat, Di-hydroergokryptin-methan-sulfat 1:1:1) vasodilatatorisch und sympathico-lytisch wirkt. Dazu war dieses Medikament in der Sudeckprophylaxe und -therapie nicht unbekannt, denn es wurde seit 1954 von insgesamt 13 Auto-

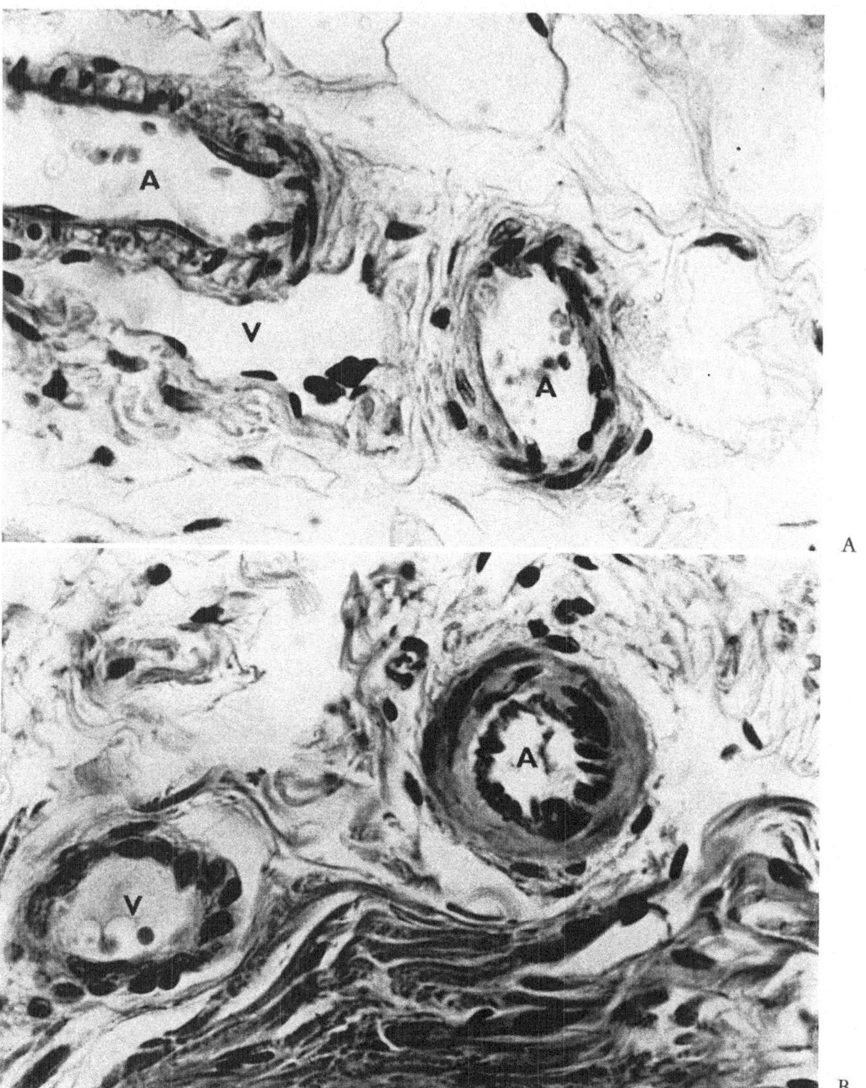

Abb. 8. A Zwei normale Arterien (*A*) und Vene (*V*) beim Kaninchen. B Arterie
(*A*) mit Wandverdickung und Intimaverquellung und Vene (*V*) mit Wandverdickung beim Kaninchen mit experimenteller Sudeckscher Dystrophie

ren verwendet (Caithaml, Eichler-Heinzel, Stolle, Küchler-Koch, Mußgnug,
Heinzel, Titze, David-Chausse, Eufinger, Nigst, Linke, Paleari). Ein weiterer
Vorteil bestand darin, daß es als nicht toxisch wirkendes Präparat in hohen
Dosen (2mal 16 mg täglich pro kg Kaninchen) verabreicht werden konnte.

Allerdings sprach Hartenbach dem Hydergin eine wesentliche sympathicolytische Wirkung ab, er stellte vielmehr eine sedative sowie Puls und Atmung regulierende Reaktion fest. Dem stehen die ausgedehnten und gut fundierten, experimentellen Untersuchungen von Rothlin, R. Bircher und Cerletti sowie die klinischen Prüfungsresultate von Kappert u. Mitarb. entgegen, die eine deutliche Beeinflussung des Sympathicus durch Hydergin im Experiment und in der Klinik zeigen konnten.

Phenergan (Promethazin, Atosil, Fargan) war ebenfalls eines der verschiedentlich neben anderen Antihistaminica als Sudeckprophylaktikum verwendeten Mittel. Man erhoffte sich eine Wirkung auf die lokal ablaufenden Veränderungen und zugleich einen erfolgreichen Einfluß als zentrales Sedativum. Die Dosierung wurde nach den Angaben der Hersteller (Spezia, Paris) mit 2mal 6—8 mg pro kg Kaninchen täglich festgesetzt.

Tanderil (Oxyphenbutazon) erschien uns wegen seiner ausgeprägten antiphlogistischen Wirkung besonders interessant. Durch die Verminderung der Ödeme sollte indirekt eine Wirkung auf den Schmerz und eine Entlastung der Nerven erreicht werden, ähnlich wie es sich bei traumatischen Läsionen bewährt hatte. Hackethal, Linke und Degen verwendeten das in seiner Wirkung ähnliche Butazolidin, während Miller (1965), bis heute als einziger, Tanderil für die Sudeckbehandlung empfohlen hat. Die Dosierung richtet sich wiederum nach den Angaben der Herstellerfirma (J. R. Geigy AG, Basel) mit Verabreichungen von 25 mg pro kg Kaninchen am Morgen und 30—35 mg pro kg Kaninchen am Abend. Die relativ massive Dosierung mußte gewählt werden, da Tanderil beim Kaninchen eine kurze Halbwertszeit von ca. $7^{1}/_{2}$ Std hat. An Unverträglichkeitsreaktionen sahen wir zwei Magenperforationen, in beiden Fällen waren die Dosen zu kurz hintereinander verabreicht worden.

Reparil (Aescin) Extrakte der Roßkastanie *(Aesculus hippocastaneum)* werden seit 1953 für die Sudeckbehandlung verwendet. Solange aber nur Fraktionen zur parenteralen Verabreichung zur Verfügung standen, kamen diese für die Dystrophie-Therapie und -Prophylaxe nicht in Frage. Erst das in amorpher Form vorliegende Reparil der Firma Dr. Madaus & Co., Köln a. Rh., wird nach peroraler Applikation resorbiert. Wegen seiner angeblich gleichzeitigen Wirksamkeit auf das Ödem und die Gefäßveränderungen (Rzymann, Wende), hofften wir auch beim Sudeck, beide Geschehen durch ein Medikament zu beeinflussen. Die Dosierung betrug 15 mg pro kg Kaninchen 2mal täglich peroral.

In einer Versuchsserie wurden neben den schon erwähnten Pharmaka Testversuche mit Valium (Diazepam), Ilidar (Azapetin), Valium-Ilidar, Valium-Hydergin, Valium-Tanderil-Hydergin ausgeführt. Die applizierten Mengen betrugen 3 mg Valium pro kg Kaninchen und 15 mg Ilidar pro kg Kaninchen 2mal täglich peroral. Während Valium sehr gut vertragen wurde, kamen 5 von 13 Tieren, die Ilidar gefüttert erhielten, kurz nach der Applikation im Lungenödem ad exitum. Die Medikamente wurden in 2 cm³ Wasser unter Zusatz von 1 cm³ Mucilago Gummi arabici aufgeschwemmt (bei den Versuchsserien konnte das flüssige Hydergin direkt benützt werden). Die Einzeldosen pro Kaninchen sind von der Spitalapotheke des Bürgerspitals in Kapseln abgefüllt worden, die wiederum zur Aufschwemmung in ein Gefäß entleert wurden. Zur Fütterung der Medikamente haben wir diese in eine 5 cm³-Spritze aufgezogen und mit stumpfer Sonde dem Kaninchen direkt in den Oesophagus verabreicht.

Ausgeführte Versuchsserien

Als Vorversuche wurden die Serien 1 und 2 zur Festlegung der Dosierung des Phenols und Ermittlung der Injektionstechnik ausgeführt. In der Serie 3 kamen Tanderil-Hydergin-Phenergan zum Einsatz, um festzustellen, ob durch Medikamente eine Beeinflussung der experimentellen Dystrophie möglich ist. Nachdem dieser Nachweis gelungen war, folgten die Serien 4, 5 und 6 mit der um die Hälfte reduzierten Phenoldosis (0,5 cm³ Phenol 10⁰/o pro kg Kaninchen). Damit konnte der Beweis erbracht werden, daß die drei Medikamente (Tanderil-Hydergin-Phenergan) zusammen einen sicheren Schutz vor Schwellung und histologischen und histochemischen Veränderungen am Nerven ausüben. Als direkte Folgerung dieser Resultate mußte nun geprüft werden, ob die genannten Medikamente allein (Tanderil, Phenergan, Hydergin) oder als Zweierkombination (Tanderil-Hydergin, Tanderil-Phenergan, Hydergin-Phenergan) verwendet, auch noch eine Schutzwirkung hatten, wofür die Serien 7 und 8 dienten. Die erfolgreiche Kombination eines Antiphlogistikums mit einem Vasodilatator ließ uns von anderen ähnlich wirkenden Präparaten (Ilidar als Vasodilatator, Reparil als Antiphlogistikum und Vasodilatator) auch nutzbringende Effekte erhoffen. Gleichzeitig fanden sich in der Literatur Beschreibungen über den günstigen Einfluß von Valium bei der Sudeckschen Dystrophie des Menschen. Aus diesem Grunde folgte die Serie 9 als sog. „Pilot"-Serie.

Da die alleinige klinische Feststellung der Schwellung nicht befriedigte, erfolgte in der Serie 10 unter gleichen Versuchsbedingungen die plethysmographische Volummessung mit dem nochmaligen Einsatz von Tanderil-Hydergin und Reparil zum Vergleich.

Es gibt selbstverständlich noch viele Medikamente, die einer Überprüfung würdig wären. Nachdem aber der Beweis erbracht war, daß der experimentelle Sudeck medikamentös zu beeinflussen ist, war der Moment gekommen, um die Versuche vorläufig abzuschließen und darüber zu berichten.

Versuchsergebnisse

Wenn wir die Serien 3—10, welche nach den Vorversuchen (Serie 1 und 2) durchgeführt wurden und insgesamt 204 Kaninchen und 6 Katzen umfassen, auf ihren Erfolg hin betrachten, können folgende Punkte als wesentlich hervorgehoben werden:

Serie 3: Tanderil-Hydergin-Phenerganprophylaxe im Vergleich mit Tieren ohne Prophylaxe und Kontrollen
21 Kaninchen 1 cm³ Phenol 10% pro kg Gewicht

Die *Schwellung* der rechten Hinterpfote entstand ohne Prophylaxe bei allen Tieren, mit Prophylaxe konnte sie vollständig verhindert werden. Dagegen steht fest, daß die *Schonhaltung* der rechten hinteren Extremität auch mit vorbeugenden medikamentösen Maßnahmen nur teilweise beeinflußt wurde. Was *die Histologie am Nerven* anbetrifft, schützte die Dreierkombination vor schwersten Veränderungen, während *histochemisch* die orientierenden Untersuchungen ebenfalls eine Schutzwirkung durch die Medikamente erkennen ließen. Die Kaninchen ohne Phenolinjektion und Medikamentenzufuhr (kurz „Kontrollen" genannt), die parallel neben den Versuchen mitbeobachtet wurden, wiesen weder klinisch noch histologisch Veränderungen auf.

Serie 4, 5 und 6: Tanderil-Hydergin-Phenerganprophylaxe im Vergleich mit Tieren ohne Prophylaxe und Kontrollen
38 Kaninchen: 0,5 cm³ Phenol 10% pro kg Gewicht

Ohne Prophylaxe war die *Schwellung* (Abb. 9) auf der dystrophischen Seite ausnahmslos vorhanden, während sie bei den übrigen Tieren (prophylaktisch behandelte Kaninchen und Kontrollen) nicht beobachtet wurde. Die *Schonhaltung* konnte auch ohne Prophylaxe nicht regelmäßig festgestellt werden, mit Prophylaxe aber trat sie weniger häufig auf. Die graphische Darstellung der Schwellung zeigt die Beeinflussung des Verlaufs ohne und mit Prophylaxe (Abb. 10). Ohne Behandlung waren *Temperaturdifferenzen* praktisch immer vorhanden, während sich mit der Verabreichung von Medikamenten nur ein leichter Temperaturunterschied bemerkbar machte (Tabelle 1, Abb. 11).

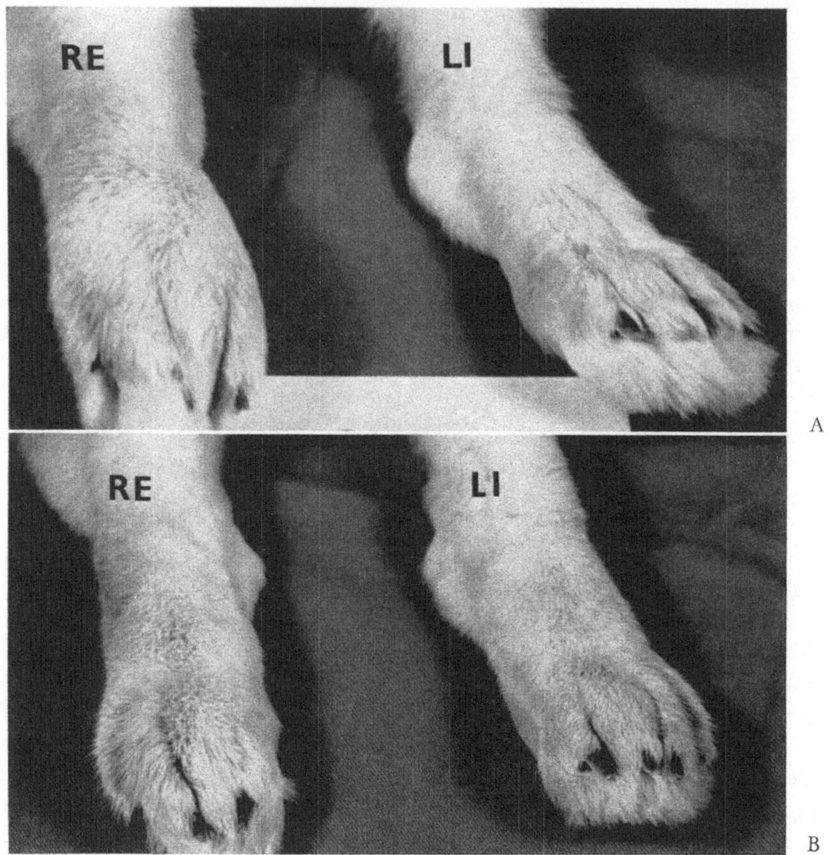

Abb. 9. A Schwellung der rechten Hinterpfote beim Kaninchen mit phenolinduzier-
tem Sudeck. B Fehlende Schwellung der re. Hinterpfote beim Kaninchen mit phenol-
induziertem Sudeck und medikamentöser Prophylaxe mit Tanderil-Hydergin-
Phenergan

Tabelle 1. *Temperaturdifferenz rechte/linke Hinterpfote*

Serie Nr.		Zahl der Kaninchen	durchschnittliche Temperatur- differenz	Standard- abweichung
4	ohne Prophylaxe	9	1,01°	± 0,37
	mit THP	10	0,21°	± 0,28
	Kontrollen	7	0,01°	± 0,44

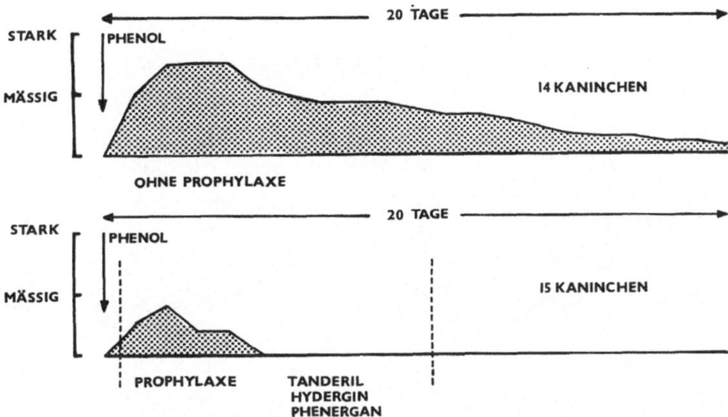

Abb. 10. Graphische Darstellung der Schwellung an Kaninchen mit experimenteller Sudeckscher Dystrophie ohne Prophylaxe und mit Tanderil-Hydergin-Phenerganprophylaxe während 10 Tagen (Serie 4, 5 und 6)

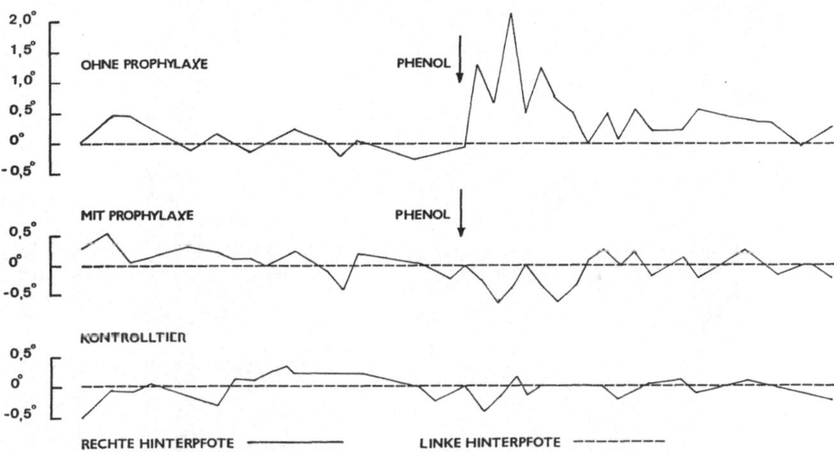

Abb. 11. Temperaturdifferenz von drei Versuchstieren aus Serie 4 bei experimentellem Sudeck ohne und mit medikamentöser Prophylaxe sowie beim Kontrolltier. (Beobachtungsdauer 3 Wochen vor und 3 Wochen nach Phenol-Injektion; Temperatur der linken, nicht dystrophischen Hinterpfote als Nullwert genommen)

Histologisch und *histochemisch* war durch die medikamentöse Prophylaxe ein deutlicher Schutz vor Nervenveränderungen in der PAS-Färbung festzustellen. Im Vergleich zum normalen Nerven erlitten die Kaninchen nach der Phenol-Injektion schwerste Veränderungen im Nervus ischiadicus, wobei nur einzelne wenige Nervenfasern verschont blieben. Durch unsere medikamentöse Prophylaxe mit der Dreierkombination Tanderil-Hydergin-Phenergan konnten diese Veränderungen verhindert oder wenigstens stark

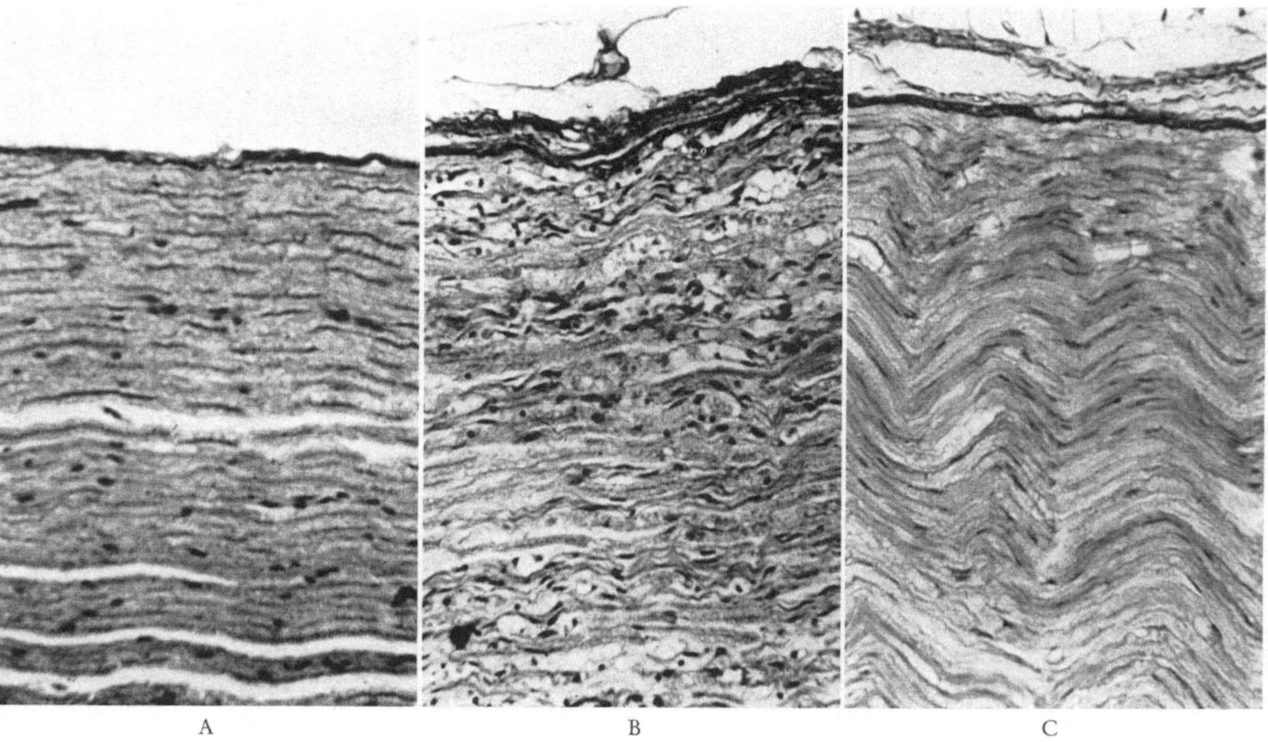

Abb. 12. A Normaler Nervus ischiadicus des Kaninchens. B Nervus ischiadicus bei experimentellem Sudeck mit groben Ausfällen, Untergang zahlreicher Nervenfasern, Bindegewebsproliferationen und Verdickung des Neurilemms. C Nervus ischiadicus bei experimentellem Sudeck mit Tanderil-Hydergin-Phenerganprophylaxe. Leichte Schädigung mit Vacuolenbildung in einzelnen Nervenfasern und leichter Verdickung des Neurilemms. (Die Wellenbildung sind technisch bedingte Artefakte)

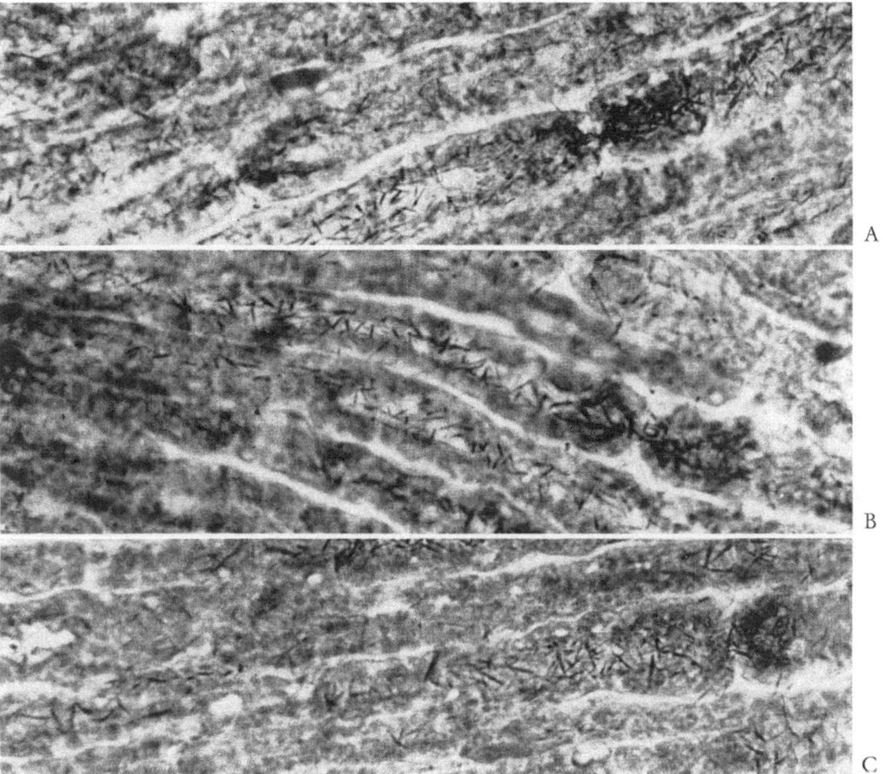

Abb. 13 A—C. Histochemische Untersuchung des N. ischiadicus beim Kaninchen.
A Normaler Nerv mit Konzentration der Acetylcholinesterase an den Ranvierschen
Schnürringen. B Experimentelle Sudecksche Dystrophie ohne Prophylaxe: Acetyl-
cholinesterase über das ganze Nervenaxon verteilt. C Experimentelle Sudecksche
Dystrophie mit Tanderil-Hydergin-Phenerganprophylaxe: Acetylcholinesterase wie-
der weitgehend an den Ranvierschen Schnürringen konzentriert

gemildert werden (Abb. 12). Diesen Vorgängen entsprechend sind auch die
klinischen Symptome in Kürze abgeklungen, eine Tatsache, die in der
graphischen Darstellung von Abb. 10 deutlich zu Tage tritt. Die Ergebnisse
der mathematischen Überprüfung waren nicht in gleichem Maße eindeutig,
da nur der Zustand nach 3 Wochen und nicht die vollständige Verlaufskurve
berücksichtigt werden konnte.

Die *histochemische Untersuchung* zeigte am normalen Kaninchenischiadi-
kus eine Konzentration der Acetylcholinesterase an den Ranvierschen
Schnürringen von braunen Cholinesterase-Agglomeraten. Unter der phenolinduzierten Dystrophie verteilte sich die Acetylcholinesterase über das ganze
Axon, während durch die medikamentöse Prophylaxe die Schnürringe

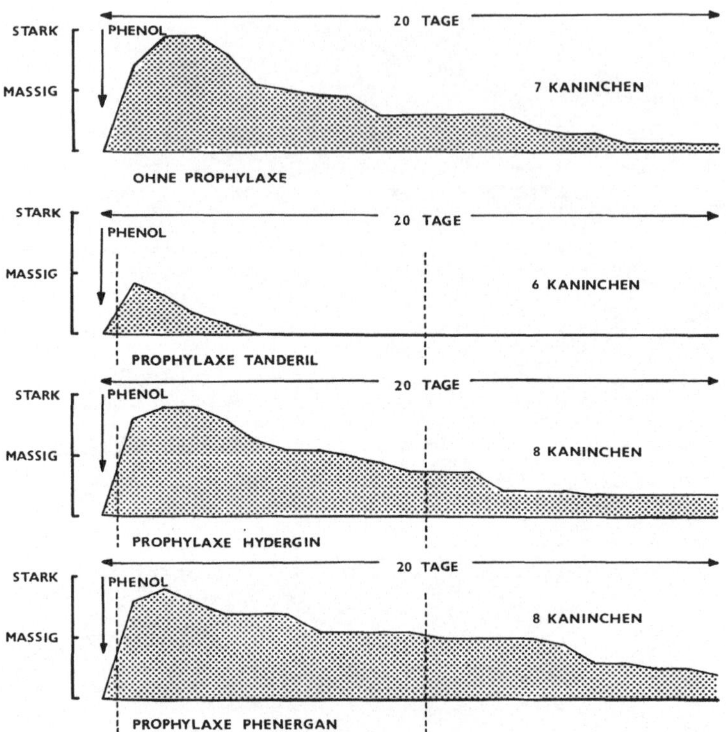

Abb. 14. Graphische Darstellung der Schwellung an Kaninchen mit Sudeckscher Dystrophie und Prophylaxe mit Tanderil, Hydergin *oder* Phenergan (Serie 7). Zum Ausdruck kommt eine Wirkung des Tanderils auf die Schwellung. Vgl. auch Abb. 10, 15 und 16

wiederum weitgehend durch Konzentration von Acetylcholinesterase gekennzeichnet waren (Abb. 13). Nur in einzelnen Nervenfasern war eine leichte Abschwächung dieser Erscheinung zu erkennen.

Am *Knochen* kam die Umbauhäufigkeit nach Markierung mit Achromycin (Tetracyclin) an dünnen Querschliffen der Tibia zur Auswertung. Auch hier war, im Gegensatz zu nicht behandelten Tieren, eine deutliche Verminderung des Knochenumbaus durch die prophylaktische Anwendung der Medikamente offensichtlich. Beim erhöhten Umbau bei 3 der 11 Kontrolltiere muß es sich um noch relativ junge Tiere gehandelt haben.

Diese Untersuchungsserien ergaben eindeutige Resultate über die Beeinflussung der phenolinduzierten Sudeckschen Dystrophie durch eine Dreierkombination einer medikamentösen Prophylaxe. Es interessierte nun auch, die Wirksamkeit dieser Pharmaka allein oder in einer Zweierkombination zu prüfen. Zwei weitere Versuchsserien sollten diese Frage abklären.

Serie 7: Tanderil, Phenergan und Hydergin als Einzelmedikation, verglichen mit Tieren ohne Prophylaxe und Kontrollen
37 Kaninchen 0,5 cm³ Phenol 10⁰/o pro kg Gewicht

Die *Schwellung* wurde zweifellos durch das Tanderil beeinflußt, während erwartungsgemäß Hydergin und Phenergan keine Wirkung ergaben. Die *Schonhaltung* hingegen ließ sich offenbar durch die verschiedenen einzeln verabreichten Medikamente nicht sicher beeinflussen. In *histologischer Hinsicht* sah man bei der durch Tanderil verhinderten Ödembildung nur teilweise Nervenveränderungen. Die vorteilhaften Ergebnisse waren allerdings nicht so häufig und so ausgeprägt wie bei der Dreierkombination. Phenergan und Hydergin beeinflußten die Nervenschädigung überhaupt nicht und der Verlauf der Dystrophie äußerte sich praktisch auf die gleiche Weise wie bei den unbehandelten Tieren. Die graphische Darstellung, die über den Zeitraum von 3 Wochen die Schwellung berücksichtigt, bestätigt diese Ergebnisse (Abb. 14).

Serie 8: Tanderil-Hydergin, Tanderil-Phenergan, Hydergin-Phenergan in Zweierkombination verglichen mit Tieren ohne Prophylaxe und Kontrollen
32 Kaninchen, 0,5 cm³ Phenol 10⁰/o pro kg Gewicht

Die *Schwellung* konnte durch die Kombination Tanderil-Hydergin weitgehend eingeschränkt werden, während die Verabreichung von Tanderil kombiniert mit Phenergan ohne Einfluß blieb. Ein weiterer mit Tanderil und Hydergin erzielter Effekt konnte bei der *Schonhaltung* beobachtet werden. Das Resultat als solches kann aber, im Vergleich zu den dystrophischen Tieren ohne Prophylaxe, nicht als signifikant gelten. *Histologisch* war ein Einfluß der Tanderil-Hydergin-Kombination auf die Nervenschädigung festzustellen, wobei auch Tanderil-Phenergan zu wirken schienen, was die mathematische Nachkontrolle aber nicht bestätigte. In der Serie 8 wurden zusätzlich Muskelstücke aus der Unterschenkelmuskulatur rechts und links histologisch untersucht. Die Veränderungen verliefen parallel zu den am Nerven erhobenen Befunden. War dieser nur oberflächlich betroffen, so konnten keine sicheren pathologischen Veränderungen gefunden werden, waren aber am Nerven mittlere bis schwere Degenerationserscheinungen nachweisbar, so fanden sich zum Teil Vacuolenbildungen, besonders aber eine starke Fibrosierung, die vor allem in der van Gieson-Färbung zum Ausdruck kam. In der graphischen Darstellung wird wiederum, sobald wir Tanderil verwendeten, ein ausgeprägter Effekt auf die Schwellung während der ganzen Beobachtungszeit sichtbar (Abb. 15).

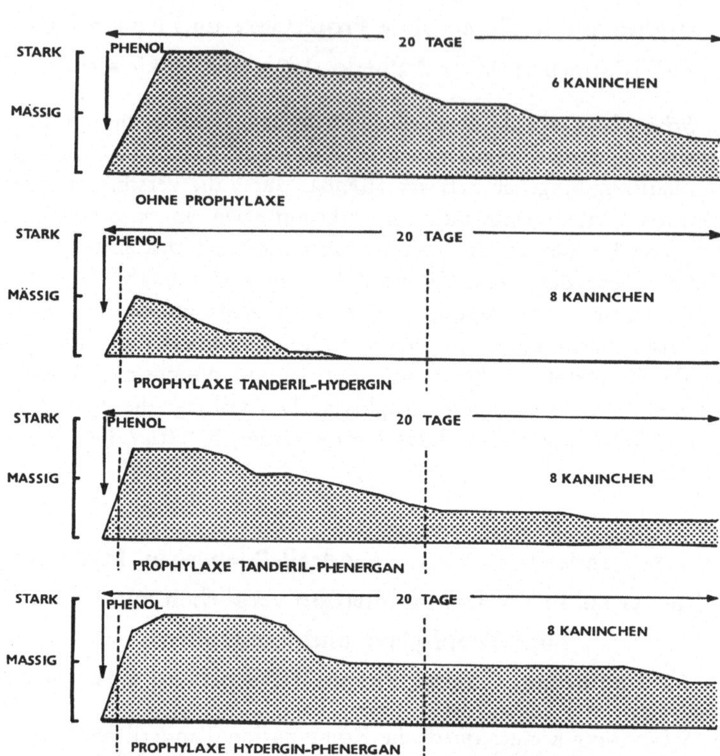

Abb. 15. Graphische Darstellung der Schwellung an Kaninchen mit Sudeckscher Dystrophie und Prophylaxe mit Tanderil-Hydergin, Tanderil-Phenergan, Hydergin-Phenergan (Serie 8). Deutliche Wirkung der Tanderil-Hyderginkombination. Vgl. auch Abb. 8, 10, 14 und 16

Serie 9: Valium (Diazepam), Ilidar (Azapeptine), Valium-Hydergin, Valium-Ilidar, Valium-Tanderil-Hydergin, Reparil (Aescin) im Vergleich mit Tieren ohne Prophylaxe
36 Kaninchen, 0,5 cm³ Phenol 10⁰/o pro kg Gewicht

Diese Serie wurde nicht, wie die vorangehenden, zur statistischen Auswertung von bestimmten Medikamenten angelegt, sondern zum Testen eventuell in Frage kommender, weiterer Pharmaka verwendet. Dabei scheint es möglich, mit *Valium* (Diazepam) allein eine leichte Beeinflussung sämtlicher Sudecksymptome zu erreichen, ohne daß aber dieses Präparat genügend wirksam ist, um Nerven und Gefäße ganz zu schützen. *Ilidar* (Azapeptine) verursachte kurz nach der peroralen Applikation eine massive Vasodilatation, die sogar an den Ohren sichtbar wurde und die bei 6 Kaninchen zum Exitus durch Lungenödem führte. Die so rasche und kurzfristige Reaktion der Tiere auf Ilidar scheint für einen Therapieerfolg nicht günstig, was dann auch die Histologie an Nerven und Gefäßen bestätigte. Die Kombination Valium-Hydergin und Valium-Ilidar beeinflußten die Schwellung nicht genügend, um Schäden von Nerven und Gefäßen fernzuhalten. Immerhin läßt Hydergin einen gewissen Schutzeffekt auf die Gefäße erkennen. Sobald aber *Tanderil* zugesetzt wird, ist der Effekt auf die Schwellung sehr deutlich.

Die Kombination des früher bewährten Tanderil-Hydergin mit Valium hat die Resultate noch verbessert, so daß sich eine Überprüfung derselben lohnen dürfte. *Reparil* übte einen deutlichen Effekt auf die Schwellung aus.

Serie 10: Tanderil-Hydergin, Reparil im Vergleich mit Tieren ohne Prophylaxe
38 Kaninchen, 0,5 cm³ Phenol 10⁰/₀ pro kg Gewicht

Diese Serie wurde insbesondere dazu verwendet, die nur subjektiv durch Palpation ausgeführte Feststellung der Schwellung durch plethysmographische Volumenmessung zu objektivieren. Die Messung erfolgte nach der auf S. 18/19 angegebenen Methodik. Die gleichzeitig wie in den früheren Serien durchgeführte palpatorische Messung ergab vollständige Übereinstimmung der subjektiven und objektiven Methoden, so daß die in den Abb. 10, 14 und 15 dargestellten Schwellungsverläufe ohne weiteres verwertet werden können. Durch zweimaliges Messen jeder Pfote konnte der Meßfehler so weit vermindert werden, daß die 3 Volumenbestimmungen vor Versuchsbeginn (Basisvolumen) nur noch kleine Schwankungen aufwiesen (1—2 cm³). Dagegen variierte das Volumen der Pfoten der einzelnen Tiere von 40—60 cm³, weshalb aus allen Basisvolumen das Mittel genommen werden mußte und die Volumenzunahme nach Einsetzen der Versuche für jedes Kaninchen darauf bezogen wurde. Die Basisvolumen von rechts und links variierten dabei nur um 0,1 cm³. Diese Berechnungen wurden mit dem Computer ausgerechnet, wobei gleichzeitig die Streuung der Einzelwerte einprogrammiert werden konnte. Für die graphische Darstellung wurde die Streuung der Mittel nach dem t-Test errechnet und $2P = 0,05$, also die zweiseitige Irrtumswahrscheinlichkeit eingetragen. Sowohl für Tanderil-Hydergin als auch für Reparil (Abb. 16) ergibt sich im Vergleich zu den unbehandelten Tieren nach Einsetzen der Medikamentenwirkung eine statistisch gesicherte Verminderung der *Schwellung. Histologisch* dagegen kann wiederum nur mit *Tanderil-Hydergin* ein signifikanter Schutz der Nerven und Gefäße erreicht werden, während *Reparil* keinen Effekt hat.

3*

Plethysmographische Bestimmung des Fußvolumens
Mittelwerte und Vertrauensgrenzen

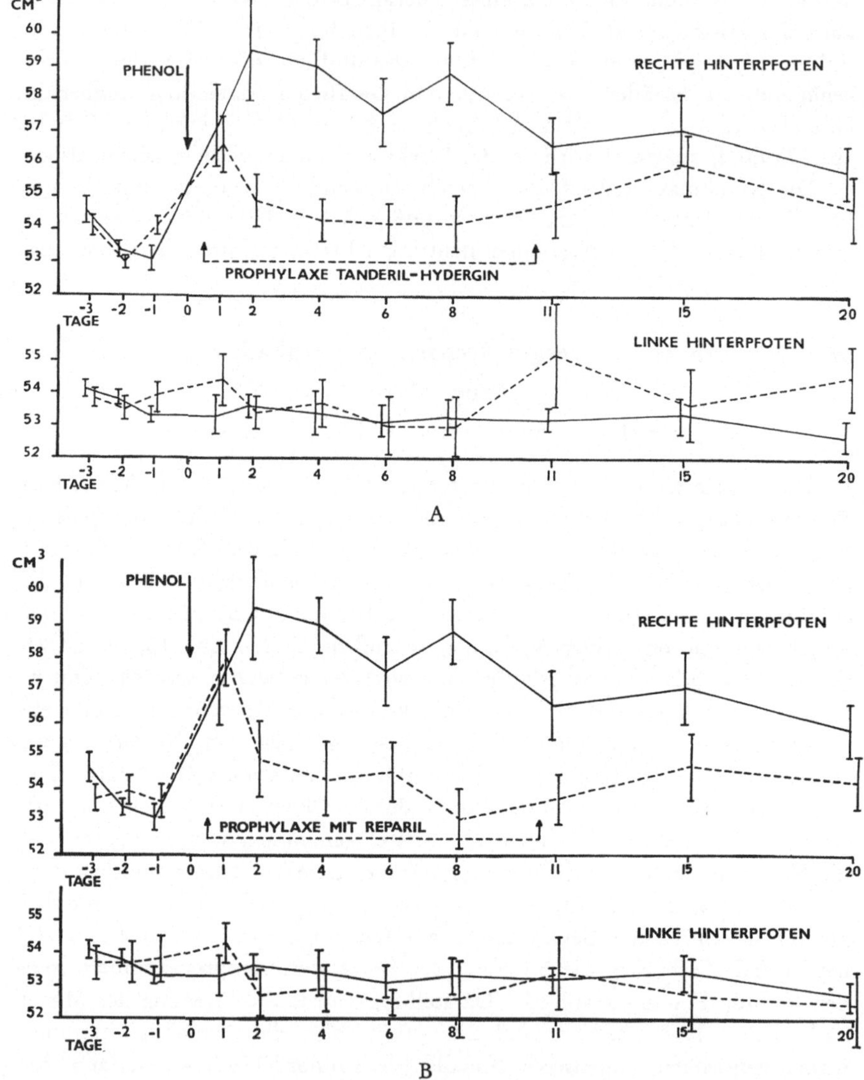

Abb. 16 A u. B. Auswertung der plethysmographischen Volumenmessung an Kaninchenpfoten bei unbehandelten und behandelten Sudeckschen Dystrophien. A Prophylaxe mit Tanderil-Hydergin. B Prophylaxe mit Reparil.

I——I——I unbehandelte Tiere

I----I----I Tiere mit medikamentöser Prophylaxe

Auswertung der Histologie
Serien 4—6, 7, 8 und 10

Wie wir bei den einzelnen Serien kurz aufführen, lassen sich aus der Histologie des Nervus ischiadicus nach Phenol-Injektion die deutlichsten Konsequenzen über Erfolg oder Mißerfolg von einzelnen Medikamenten zur Sudeckprophylaxe ziehen.

Die Einteilung der nach PAS gefärbten Nervenlängsschnitte, der histochemisch erhobenen Befunde und der Gefäßveränderungen wurde folgendermaßen vorgenommen:

	Histologie: Nerv	*Histochemie*	*Gefäßhistologie*
+ + + +	schwerste Veränderungen bis vollständige Zerstörung des Nerven	Dissoziation der Acetylcholinesterase über das ganze Nervenaxon	
+ + +	Schwere Veränderung mit Zerstörung von ca $^1/_2$ der Nervenfasern		
+ +	Zerstörung einzelner Nervenfasern	teilweise Dissoziation der Acetylcholinesterase	starke Wandhypertrophie und Intimaverquellung mit deutlich verengtem Lumen
+	vereinzelte Vacuolenbildung in den Nervenfasern		deutliche Wandhypertrophie und Intimaverquellung
(+)	leichte Verdickung des Neurilemms		angedeutete Wandhypertrophie
∅	keine Nervenveränderung	Acetylcholinesterase konzentriert an den Ranvierschen Schnürringen	keine Gefäßveränderung
Siehe auch	Abb. 12	Abb. 13	Abb. 8

(Zugleich Zeichenerklärung zu Abb. 17, 18, 19 und 20.)

In den Serien 4, 5 und 6 wurde mit der Dreierkombination Tanderil-Hydergin-Phenergan eine signifikante Schutzwirkung ($P < 1\%$) erreicht (Abb. 17). Noch deutlicher ist der Effekt der Prophylaxe auf die Cholin-

Histologische Auswertung (Serie 4-6)

HISTOLOGIE: NERV

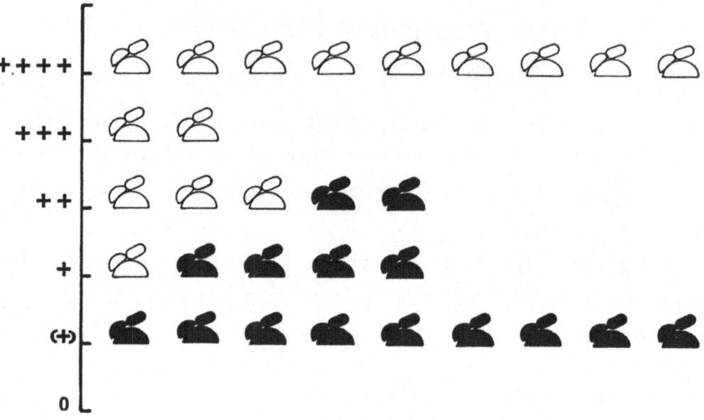

HISTOCHEMIE

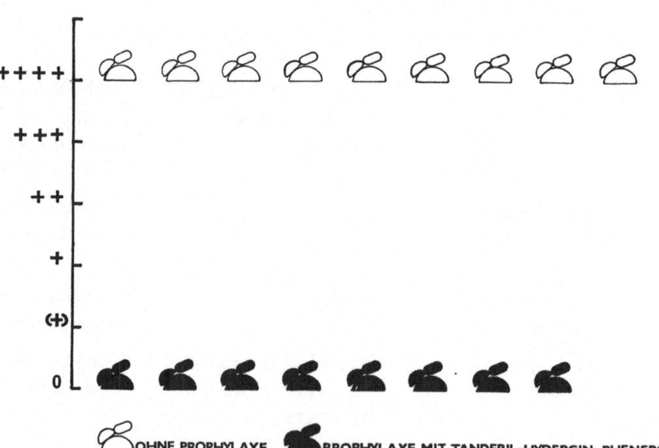

Abb. 17. Graphische Darstellung der histologischen Befunde und der Histochemie am Nervus ischiadicus beim phenolinduzierten Sudeck. Zeichenerklärung siehe Seite 37

Histologische Auswertung (Serie 7)

HISTOLOGIE: NERV

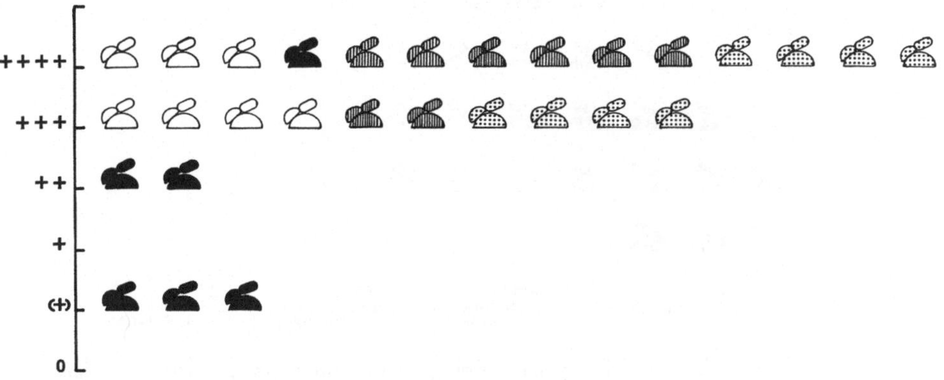

HISTOCHEMIE

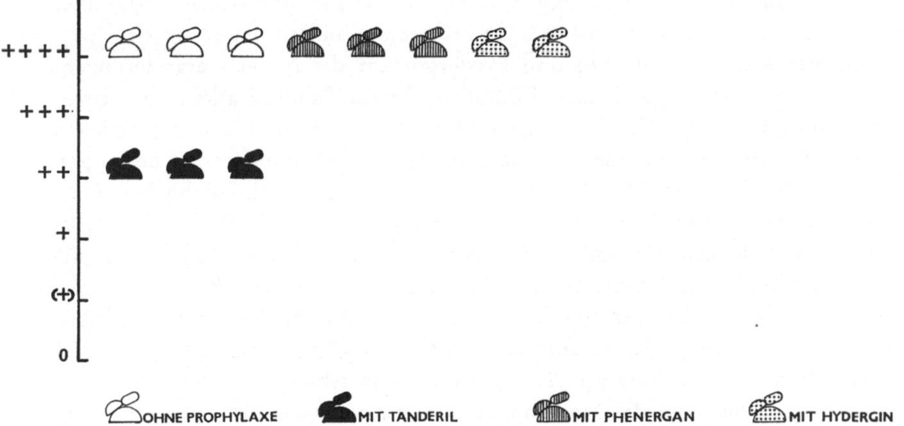

Abb. 18. Graphische Darstellung der histologischen und histochemischen Befunde am Nervus ischiadicus rechts beim phenolinduzierten Sudeck. Zeichenerklärung s. Seite 37

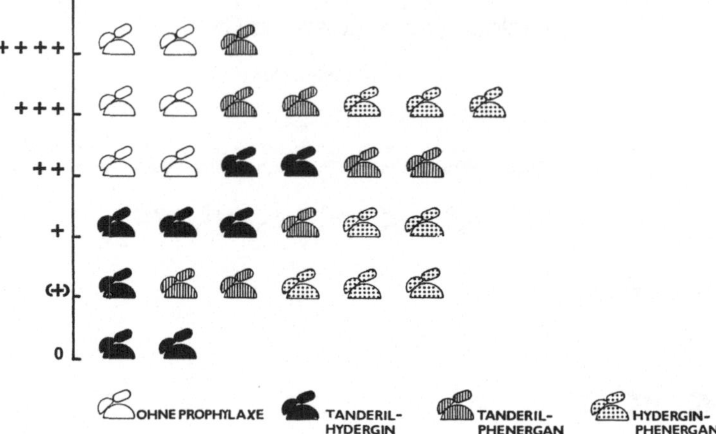

Abb. 19. Graphische Darstellung der histologischen Befunde am Nervus ischiadicus rechts beim phenolinduzierten Sudeck. Zeichenerklärung s. Seite 37

esterase in den histochemischen Präparaten (Abb. 13). Eine weitergehende Auswertung in dieser Richtung konnte aber wegen der früher erwähnten Gründe (Arbeitsaufwand usw.) nicht erfolgen. Von den obgenannten Medikamenten hatten Phenergan und Hydergin auf die Nervenveränderungen, einzeln verabreicht, gar keinen Einfluß, während Tanderil allein vor schweren und schwersten Veränderungen (d. h. $+++$ und $++++$) schützte (Serie 7). Auch die histochemischen Färbungen auf Cholinesterase bestätigen diese Befunde (Abb. 18). Bei Verwendung der Zweierkombination Tanderil-Hydergin (TH), Tanderil-Phenergan (TP) und Hydergin-Phenergan (HP) (Serie 8) zeigte es sich, daß auch mit Hydergin ohne Phenergan signifikante Prophylaxe-Ergebnisse am Nerven zu erzielen sind ($P < 2^0/_0$), während das gemeinsam verabreichte TP und HP wie bei den unbehandelten Tieren ohne Erfolg blieb (P für beide Varianten $30^0/_0$) (Abb. 19). In Abb. 18 und 20 finden sich 1 resp. 2 Kaninchen mit schwersten Veränderungen ($++++$), da diese die Medikamentensuspension nach der Fütterung wieder heraufwürgten. Sie wurden der Vollständigkeit wegen in der Serie belassen und beeinflußten die Irrtumswahrscheinlichkeit P nicht.

In der Serie 10 konnten mit Tanderil-Hydergin in der histologischen Beurteilung der Nerven und der Gefäße signifikante Differenzen gegenüber den Versuchstieren ohne Prophylaxe erreicht werden. Reparil dagegen war für den Schutz am Nerven und an den Gefäßen wirkungslos. Der vom Her-

Histologische Auswertung (Serie 10)

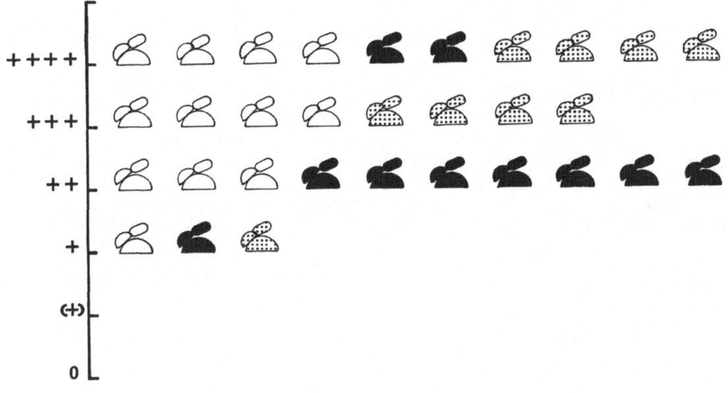

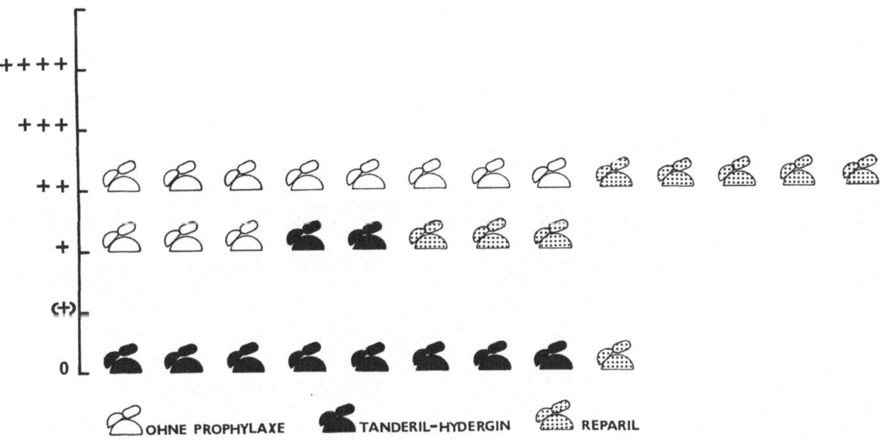

Abb. 20. Graphische Darstellung der histologischen Befunde am Nervus ischiadicus rechts und an den Gefäßen beim phenolinduzierten Sudeck. Zeichenerklärung s. Seite 37

steller propagierte Effekt auf die Gefäße bzw. die Nerven konnte nicht nachgewiesen werden (Abb. 20).

Tabelle 2 umfaßt die Zusammenstellung sämtlicher Resultate der Serien 3, 4—6, 7, 8 und 10.

Tabelle 2. *Klinische und histologische Resultate einer medikamentösen Sudeckprophylaxe (absolute Werte)*

Art der Prophylax und Serie Nr.	Klinische Symptome			Histologie: Nerv Hotchkiss-Färbung					Histochemie				Knochenveränderungen Serie 3 und 4			
	Zahl Kaninchen	Schwellung	Schonhaltung	Zahl Kaninchen	Schwerste Veränderungen	Mittelschwere Veränderungen	Leichte oberflächliche Veränderungen	Keine Veränderungen	Zahl Kaninchen	Schwerste Veränderungen	Leichte Veränderungen	Keine Veränderungen	Zahl Kaninchen	Sehr starker Umbau	Leicht gesteigerter Umbau	Normaler Umbau
3 ∅	7	7	7	2	2	—	—	—	2	2	—	—	14	12	2	—
THP	9	—	7	4	—	2	2	—	1	—	1	—	11	2	8	1
Kontrollen	3	—	—	3	—	—	—	3	1	—	—	1	11	—	3	8
4 ∅	15	15	8	15	11	3	1	—	9	9	—	—				
5 THP	15	—	5	15	—	2	13	—	8	—	—	8				
6 Kontrollen	8	—	—	8	—	—	—	8	6	—	—	6				
7 ∅	7	7	3	7	7	—	—	—	3	3	—	—				
T	6	—	3	6	1	2	3	—	3	—	3	—				
P	8	7	4	8	8	—	—	—	3	3	—	—				
H	8	7	5	8	8	—	—	—	2	2	—	—				
Kontrollen	8	—	—	8	—	—	—	—	3	—	—	3				
8 ∅	6	6	3	6	4	2	—	—								
TH	8	1	2	8	—	2	4	2								
TP	8	7	5	8	2	3	2	1								
HP	8	7	6	8	3	5	—	—								
Kontrollen	2	—	—	2	—	—	—	2								
									Gefäßveränderungen							
10 ∅	13	13	9	12	4	4	4	—	12	8	4	—				
TH	9	—	5	10	2	—	8	—	10	—	2	8				
R	10	1	7	9	4	4	1	—	9	5	3	1				

T = Tanderil, H = Hydergin, P = Phenergan, ∅ = keine Prophylaxe, R = Reparil.

Auswertung der Röntgenbilder

Die radiologische Beurteilung erfolgte an Vergleichsaufnahmen der Metatarsalia, die mit dem Densitometer ausgewertet wurden. Beim Kaninchen stellten wir nach 9—11 Wochen densitometrisch Aufhellungen von 7—20⁰/₀ fest. Im übrigen ist die Knochenpathophysiologie des Kaninchens gegenüber derjenigen des Menschen grundlegend verschieden. In diesem Sinne machte uns Jowsey darauf aufmerksam, daß eine Osteoporose am Kaninchen nicht zu erhalten sei, wobei wir selbst trotzdem erst kürzlich zu positiven Resultaten gelangt sind. Die weiter oben genannten Überlegungen führten uns zu Versuchen an der Katze, um an ihr in analoger Weise eine Dystrophie zu erzeugen, ein Unterfangen, das klinisch ohne weiteres gelang. Allerdings läßt die Katze keine Fütterung mit Medikamenten zu, da eine zweimalige tägliche Verabreichung eine übermäßige Belastung mit massiven Allgemeinreaktionen des Tieres darstellt. Diese Schwierigkeiten mußten auf

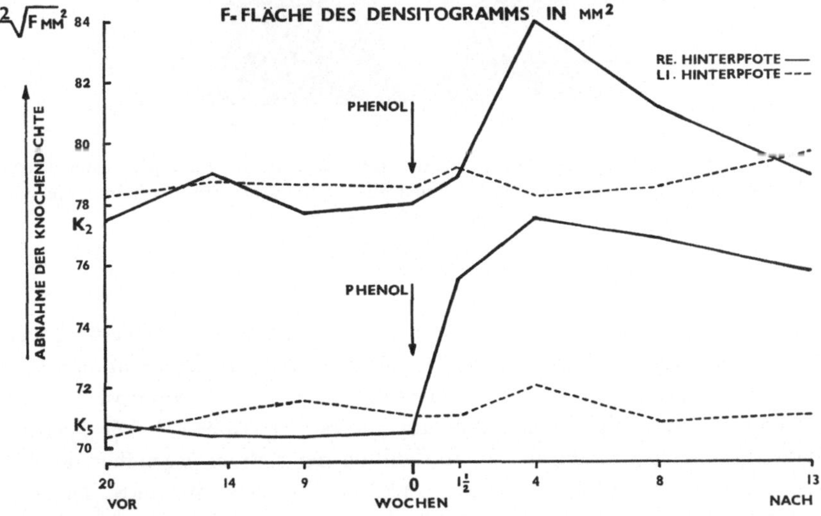

Abb. 21. Flächendifferenz der Densitometerkurven der Metatarsale II von 2 Katzen vor und nach Injektion von Phenol zur Erzeugung einer Sudeckschen Dystrophie. (Je größer der Flächeninhalt, desto mehr Licht wurde durch das Röntgenbild durchgelassen, also um so mehr Osteoporose kann nachgewiesen werden)

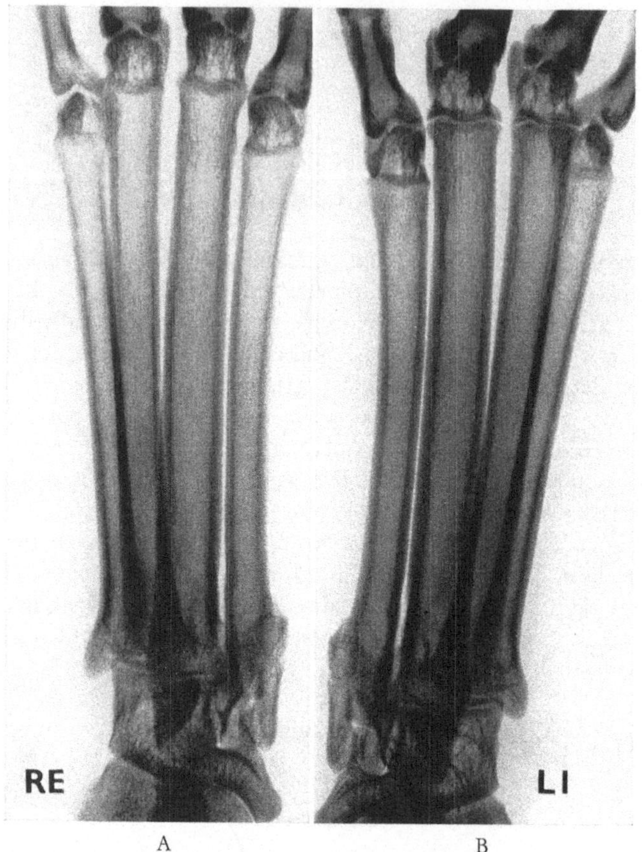

Abb. 22. Vergrößerung der Röntgenbilder der re. und li. Hinterpfote der Katze 4 Wochen nach Erzeugung eines experimentellen Sudeck. Rechts erscheint eine vermehrte Strahlendurchlässigkeit im Sinne einer Osteoporose

die Fütterung als solche und nicht auf die Medikamente zurückgeführt werden. Bei unbehandelter experimenteller Dystrophie hatte die densitometrische Auswertung bei der Katze schon nach 4 Wochen eine Osteoporose ergeben, die dann in der Folge wieder langsam zurückging (Abb. 21). Die Densitometerkurven ergaben dabei eine Aufhellung der rechten gegenüber der linken Seite, die bei 3 Tieren zwischen 13,3 und 14,2% schwankte. Diese ist immerhin so stark, daß im Röntgenbild die vermehrte Strahlendurchlässigkeit sichtbar wird und in der Vergrößerung des Originalröntgenbildes eine Verschmälerung der Corticalis der Metatarsalia und eine Verminderung der Spongiosastruktur zu erkennen ist (Abb. 22).

Mathematische Auswertung

Die Irrtumswahrscheinlichkeit P ergibt für die Schonhaltung keine gesicherten Werte, während die Schwellung auf Tanderil eindeutig reagiert. Einzig in der Kombination mit Phenergan kann sie nicht als gesichert gelten. Phenergan und Hydergin allein oder in Kombination weisen ebenfalls eine sehr hohe Irrtumswahrscheinlichkeit auf. Die histologischen Befunde am Nerven sind für die Kombination Tanderil-Hydergin-Phenergan in den Serien 4, 5 und 6 signifikant, während in der Serie 3 mit höherer Dosierung, die auch stärkere Schäden verursacht, keine Signifikanz zu verzeichnen ist. In histochemischer Hinsicht ist es wiederum die Dreierkombination mit der kleineren Dosierung, die eindeutig gesicherte Resultate ergibt. In der Serie 10

Tabelle 3. *Mathematisch-statistische Auswertung der Resultate. Irrtumswahrscheinlichkeit P des χ^2-Tests*

Serie Nr.	Vergleich zwischen	Klinische Beurteilung		Histologie	
		Schwellung	Schonhaltung	Nerv	Histochemie
3	$\emptyset$ und THP	$< 1^0/_0$	$30^0/_0$	$< 7^0/_0$	$33^0/_0$
4, 5, 6	$\emptyset$ und THP	$< 1^0/_0$	$50^0/_0$	$< 1^0/_0$	$< 1^0/_0$
7	$\emptyset$, T, P und H	$< 1^0/_0$	$90^0/_0$	$< 1^0/_0$	$< 1^0/_0$
7	$\emptyset$ und T	$< 1^0/_0$	$79^0/_0$	$< 1^0/_0$	$< 5^0/_0$
7	$\emptyset$ und P	$\sim 5^0/_0$	$60^0/_0$		
7	$\emptyset$ und H	$55^0/_0$	$40^0/_0$		
8	$\emptyset$, TH, TP und HP	$< 1^0/_0$	$15^0/_0$	$< 7^0/_0$	
8	$\emptyset$ und TH	$< 1^0/_0$	$29^0/_0$	$< 2^0/_0$	
8	$\emptyset$ und TP	$15^0/_0$	$53^0/_0$	$30^0/_0$	
8	$\emptyset$ und HP	$57^0/_0$	$34^0/_0$	$30^0/_0$	
					Gefäße
10	$\emptyset$ und TH, R	$< 1^0/_0$	$75^0/_0$	$< 1^0/_0$	$< 1^0/_0$
10	$\emptyset$ und TH	$< 1^0/_0$	$42^0/_0$	$< 4^0/_0$	$< 1^0/_0$
10	$\emptyset$ und R	$< 1^0/_0$	$66^0/_0$	$26^0/_0$	$47^0/_0$

$\emptyset$ = ohne Prophylaxe, THP = Tanderil + Hydergin + Phenergan, T = Tanderil, H = Hydergin, P = Phenergan, TH = Tanderil + Hydergin, TP = Tanderil + Phenergan, HP = Hydergin + Phenergan, R = Reparil.

Tabelle 4. *Relative Häufigkeit der Versuche mit schlechter Wirkung*

Serie Nr.	Behand-lung	Klinische Beurteilung				Histologie			
		Schwel-lung		Schon-haltung		Nerv		Histo-chemie	
		n				n		n	
3	$\emptyset$	7	100%	100%		2	100%	2	100%
	THP	9	0%	77,8%		4	0%	1	0%
4, 5, 6	$\emptyset$	15	53,3%	46,7%		15	73,3%	9	100%
	THP	15	0%	40,0%		15	0%	8	0%
7	$\emptyset$	7	100%	42,9%		7	100%	3	100%
	T	6	0%	50%		6	16,7%	3	0%
	P	8	50%	50%		8	100%	3	100%
	H	8	87,5%	62,5%		8	100%	2	100%
8	$\emptyset$	6	100%	50%		6	66,7%		
	TH	9	0%	22,2%		8	0%		
	TP	8	62,5%	62,5%		8	37,5%		
	HP	8	87,5%	75,0%		8	37,5%		
								Gefäße	
10	$\emptyset$	13	100%	69,2%		12	66,7%	12	66,7%
	TH	9	0%	55,6%		10	20%	10	0,0%
	R	10	0%	70%		9	88,9%	9	55,6%

$\emptyset$ = ohne Prophylaxe, THP = Tanderil + Hydergin + Phenergan, T = Tanderil, H = Hydergin, P = Phenergan, TH = Tanderil + Hydergin, TP = Tanderil + Phenergan, HP = Hydergin + Phenergan, R = Reparil.

erreichte für die plethysmographisch bestimmte Schwellung die Kombination von Tanderil-Hydergin und Reparil im Vergleich zu unbehandelten Tieren eine Irrtumswahrscheinlichkeit P von weniger als 1%. Das P für die Histologie des Nerven und der Gefäße für Tanderil-Hydergin ist signifikant, während Reparil mit einem P von 26% resp. 47% schlecht abschneidet. Die Grenzen zwischen „gut" und „schlecht" wurden dabei vom Statistiker so festgelegt, daß bei jedem Kriterium insgesamt etwa die Hälfte aller Fälle als „gut" und die Hälfte aller Fälle als „schlecht" bestimmt wurden (Tabelle 3).

In der Tabelle 4 wurde vom Statistiker die *relative Häufigkeit der Versuche mit schlechter Wirkung* dargestellt. Werte von 0% oder nahe dabei, sagen aus, daß das betreffende Medikament den experimentellen Sudeck ganz oder weitgehend zu beeinflussen vermochte, also wirksam ist. Werte von 100% oder wenig darunter lassen auf Wirkungslosigkeit der verwendeten Pharmaka oder zufällige Reaktionen schließen. Daß dabei die in jeder Serie vorhandenen Tiere ohne Behandlung ($\emptyset$) Werte in der Nähe von 100% aufweisen, beweist, daß ohne Prophylaxe die gewünschten Veränderungen im Sinne einer Sudeckschen Dystrophie fast immer vorhanden waren. Einzig die Schonhaltung mit ihren Werten von 42,9% bis 100% läßt keine eindeutigen Schlüsse zu, weshalb sie auch in den vorhergehenden Abschnitten nicht mehr weiter berücksichtigt wurde (Tabelle 4). Diese Resultate erlauben uns festzustellen, daß zur klinischen Auswertung der Schwellung die *histologische Untersuchung* der Nerven zur Beurteilung der Resultate unbedingt erforderlich ist. Mit dieser Untersuchung läßt sich dann eindeutig entscheiden, welches Medikament oder welche Medikamentenkombination für eine Sudeckprophylaxe einer phenolinduzierten Dystrophie am Tier in Frage kommt.

Zusammenfassung und Diskussion der Versuchsergebnisse

Durch die Injektion von Phenol in den Bereich des rechten Nervus ischiadicus ist auf einfache Art und Weise die regelmäßige Erzeugung einer Dystrophie am Kaninchen gewährleistet. Gegenüber den bisher geübten Techniken des experimentellen Sudeck am Tier sprechen folgende Vorteile für diese Methode:

1. Im Gegensatz zu neuroparalytischen oder neuroirritativen Eingriffen am Nerven entsteht eine regelmäßige klinisch und histologisch faßbare Dystrophie.

2. Die Injektion von Phenol in der verwendeten Dosierung führt zu einem Sudecksyndrom ohne allzu häufige irreparable Schäden zu verursachen, so daß auch ohne Behandlung nach 16—18 Wochen eine vollständige Wiederherstellung beobachtet wird.

3. Durch die regelmäßig erzeugten Veränderungen ist die Möglichkeit gegeben, Medikamente, die zur Sudeckprophylaxe empfohlen werden, tierexperimentell auf ihre Wirksamkeit zu prüfen.

4. Die erhobenen Befunde weisen darauf hin, daß das primäre Geschehen bei der Sudeckschen Dystrophie am Orte der Schädigung abläuft. Eine „ascendierende Neuritis" konnte nicht nachgewiesen werden, da das Syndrom auf den Unterschenkel beschränkt bleibt.

5. Im akuten Stadium des experimentellen Sudeckschen Syndroms besteht eine Hyperthermie der Haut und ein subjektiv und objektiv faßbares Ödem (als Schwellung resp. Volumenvermehrung festgestellt).

6. Ödem und Hyperthermie der Haut lassen sich medikamentös beeinflussen.

7. Histologisch gesehen, können gewisse Medikamente der Ausbildung von schweren Nerven- und Gefäßschädigungen zuvorkommen.

8. Die Prüfung von Tanderil, Hydergin und Phenergan als prophylaktische Schutzmaßnahmen gegen das Sudecksyndrom hat zur Erkenntnis geführt, daß die Dreierkombination wirksam ist. Die gleichen Medikamente, getrennt verabreicht, beeinflussen praktisch ausschließlich Einzelfaktoren (Ödem, Gefäßveränderungen), ohne dem Gesamtsyndrom vorzubeugen. Phenergan erwies sich in den Versuchsreihen mit Zweierkombinationen der obgenannten Medikamente als entbehrlich. Bei der Kombination von Tanderil mit Phenergan hat das letztere scheinbar sogar die Wirkung des Antiphlogistikums aufgehoben, so daß sich sowohl die Wirkung des Phenols auf

die Schwellung als auch auf die Nervenänderungen auswirken konnte. Wir stehen hier einem Phänomen gegenüber, das pharmakodynamisch nicht erklärbar ist und zu dessen Klärung noch weitere Versuche erforderlich sind. Dagegen überzeugt die Wirksamkeit von Tanderil als Entzündungshemmer zusammen mit Hydergin als Sympathicolytikum. Reparil, das *gleichzeitig* gegen Ödem und Gefäßveränderungen wirken sollte, verhinderte nur die Schwellung, ohne die Nervenschädigung und Hypertrophie der Gefäßwände zu beeinflussen.

9. Die histochemische Auswertung ergibt beim experimentellen Sudeck eine Dissoziation der Acetylcholinesterase über das ganze Nervenaxon, während die Kontrollversuche eine Konzentration auf die Ranvierschen Schnürringe aufweisen. Die chemische Beeinflussung von außen kann also Störungen in der Nervenleitung erzeugen, die durch medikamentöse Prophylaxe vermieden werden. Dieses Phänomen wurde in unseren Versuchen erstmals beobachtet, indem die Acetylcholinesteraseverteilung im Nerven durch die histochemischen Färbungen sichtbar gemacht wurde. Es wird sich lohnen, diese Befunde weiter zu verfolgen, da diese uns vielleicht für die Pathogenese der Sudeckschen Dystrophie neue Aspekte vermitteln werden.

10. Somit wurde gezeigt, daß durch die Injektion von Phenol die für die Sudecksche Dystrophie typischen Gefäßveränderungen reproduziert und in der Folge ebenfalls durch die prophylaktische Verabreichung von gewissen Pharmaka verhindert werden.

11. Sämtliche erhaltenen Resultate wurden mathematisch-statistisch ausgewertet und auf ihre Signifikanz geprüft. Dabei wurde die Irrtumswahrscheinlichkeit P für die Schonhaltung, Schwellung und die histologischen Ergebnisse an Nerven und Gefäßen nach dem χ^2-Test ermittelt (Tabelle 3, S. 45). Die Berechnung der zweiseitigen Irrtumswahrscheinlichkeit für die plethysmographische Volummessung erfolgte mit dem t-Test (Abb. 16). Trotzdem in den verschiedenen Serien für einzelne Medikamente und Kombinationen derselben nur je 6—15 Versuchstiere eingesetzt werden konnten, waren die Resultate für bestimmte Pharmakakombinationen signifikant.

12. Die Versuche lassen die Feststellung zu, daß eine Prüfung von Medikamenten an einem experimentellen Sudeck möglich ist. Dies gestattet uns, aus der Vielzahl der für die Sudeckprophylaxe und -therapie empfohlenen Medikamente eine Auswahl zu treffen, um diese nachträglich auf gezielte Weise am Menschen zu versuchen.

Die Häufigkeit der Sudeckschen Dystrophie, die auch heute noch die Resultate nach Traumen der Extremitäten (Knochenbrüchen, Distorsionen, Kontusionen u. a.) beeinträchtigt und auch ohne Traumen den Verlauf gewisser Erkrankungen kompliziert, läßt sich durch die Verhütung von Schmerz, Inaktivität und Entlastung scheinbar vermindern. Häufig ist dies bei Frakturen durch eine sofortige, biomechanisch adäquate Osteosynthese, die eine Frühmobilisation gestattet, zu erreichen.

Für *die* sudeckgefährdeten Patienten, bei denen der Fraktur- oder Verletzungstyp eine operative Behandlung aber nicht zuläßt, oder bei Erkrankungen mit Immobilisation muß eine geeignete medikamentöse Prophylaxe einsetzen. Analgetica allein haben sich nicht bewährt, dagegen ergeben lokale oder regionale Lokalanaesthesie Erfolge, müssen aber häufig wiederholt werden. In meinen experimentellen Versuchen, bei denen ich Schmerz, Entlastung und Inaktivität durch Injektion von Phenol in den Ischiadikusbereich provozierte, wurde das Ödem durch die erfolgreiche medikamentöse Prophylaxe verhindert. Dadurch wurden die Schmerzen vermindert und die Inaktivität im gleichen Maße vermieden. Gleichzeitig wurde die Nervenschädigung, die weitgehend vom Ausmaß des Ödems abhängig ist, günstig beeinflußt.

Die typischen Gefäßveränderungen des Sudeck (Wandverdickung, Intimaverquellung) entstanden parallel mit den Nervenschäden und konnten durch ein Sympathicolytikum beeinflußt werden. Können Ödem, Nerven- und Gefäßveränderungen medikamentös verhindert werden, kommt es auch nicht zur Ausbildung der Osteoporose. Diese ist direkte Folge des pathologischen Geschehens in den Weichteilen, weshalb alle Behandlungsversuche, die den Knochenschwund direkt angehen wollen, wenig Aussicht auf Erfolg haben dürften. Ich konzentrierte mich aus diesen Gründen bei der histologischen Beurteilung auf die Weichteile (über 1500 Präparate). Durch die Densitometrie (S. 43 und Abb. 21) und die Auswertung tetracyclinmarkierter Knochenschliffe (S. 32 und Tabelle 2) an beschränkten Serien haben wir nachgewiesen, daß nach 8—12 Wochen am unbehandelten Tier (Katze und Kaninchen) eine Osteoporose auftritt. Histologisch ließ sich sogar ein Behandlungserfolg nachweisen.

Es ist zu hoffen, daß dort, wo die Sudeckprophylaxe nicht durch eine direkte Einflußnahme auf Schmerz, Inaktivität, Entlastung (Osteosynthese etc.) gewährleistet ist, prophylaktisch *die* Medikamente zum Einsatz kommen, die *pharmakodynamisch sinnvoll* und *im Tierversuch wirksam sind.*

Literatur

Allison, N., Brooks, B.: Bone atrophy, an experimental and clinical study of the changes in bone which results from non use. Surg. Gynec. Obstet. **33**, 250 (1921).

Becker, F.: Kollateraler Knochenumbau (sog. Sudecksche posttraumatische Knochenatrophie) im Bereiche der Epiphysenzone langer Röhrenknochen. Helv. med. Acta **6**, 939 (1939).

— Klinische und experimentelle Untersuchungen über ein besonderes Regenerationsvermögen in der Epiphysennarbenzone langer Röhrenknochen. Dtsch. Z. Chir. **254**, 488 (1941).

— Zur klinischen Bedeutung der Druckatrophie des Knochens. Helv. chir. Acta **14**, 327 (1947).

— Symptomatologie und Therapie der posttraumatischen Dystrophie. Schweiz. Z. Unfallmed. **45**, 243 (1952).

— Sudecksches Syndrom. Mschr. Unfallheilk. **57**, 154 (1954).

Blumensaat, C.: Zur Phasendeutung des Sudeckschen Syndroms. Chirurg **23**, 449 (1952).

— Durchblutungsstörungen beim Sudeck-Syndrom. Z. Rheumaforsch. **14**, 94 (1955).

— Der heutige Stand der Lehre vom Sudeck-Syndrom. H. Unfallheilk. **51**, 1 (1956).

Boyd, A. M., Ratcliff, A. H., Jepson, R. P., James, G. W. H.: Intermittent Claudicatio. J. Bone Jt Surg. **31 A**, 225 (1949).

Caithaml, W.: Erfahrungen mit Hydergin bei peripheren Durchblutungsstörungen. Arch. klin. Chir. **278**, 396 (1954).

Coquelet, M.: Inflammation et ostéoporose. Acta chir. belg. Suppl. I, 197 (1956).

Coujard, R.: Le sympathique régulateur de croissance et d'équilibre tissulaire. Acta neuroveg. **16**, 32 (1957).

— Ostéodystrophies par lésions du système neurovégétatif. Acta neuroveg. **21**, 177 (1960).

David-Chausse, J. u. F., Cormier, M.: Le traitement de l'ostéoporose algique posttraumatique par l'hydergine. J. méd. Bordeaux **134**, 837 (1957).

Degen, C. E.: Ein Beitrag zur gezielten Therapie des Sudeckschen Syndroms. Medizinische **36**, 1393 (1958).

— Zur Behandlung des Sudeckschen Syndroms mit Delta-Butazolidin. Arch. orthop. Unfall-Chir. **55**, 516 (1963).

Eichler, O., Heinzel, J.: Ergebnisse langjähriger konservativer Therapie peripherer Durchblutungsstörungen mit Hydergin. Arch. klin. Chir. **278**, 568 (1954).

— — Die Behandlung peripherer Durchblutungsstörungen mit Hydergin. Arzneimittel-Forsch. Beih. 4, 1954.

Eufinger, H.: Das Sudeck-Syndrom. Med. Klin. **52**, 805 (1957).

Felman, D., Katz, J., Knott, L.: Nerve injection technique appears to be potential rehabilitation method which avoids permanent nerve function destruction. J. Amer. med. Ass. **193**, 31 (1965).

Fontaine, R., Miloyewitch, D.: Contribution à l'étude expérimentale des troubles vasomoteurs posttraumatiques des membres. Rev. Chir. (Paris) **65**, 385 (1927).

Fontaine, R., Pereira, S.: Oedème dur posttraumatique guéri par des infiltrations locales et stellaires. Rev. Chir. (Paris) **76**, 771 (1936).

— Mandel, P., Muller, J. N., Sibilly, A.: Le rôle du système neuro-végétatif dans les dystrophies posttraumatiques. Z. Unfallmed. Berufskr. **46**, 67, 147 (1953).

— — — — Bollack, C., Wagner, R.: L'ostéoporose posttraumatique. Acta chir. belg. Suppl. I, 19 (1956).

— — — — — — Ebel, A., Burckard, J.: Contribution à la physiopathologie de l'ostéoporose posttraumatique. Recherches expérimentales personelles. Acta chir. belg. Suppl. I, 173 (1956).

— Muller, J. N., Sibilly, A.: Résultats de la chirurgie du sympathique dans l'ostéoporose posttraumatique. Acta chir. belg. Suppl. I, 457 (1956).

— Posttraumatische Osteoporose und Sudecksche Krankheit. Wien. med. Wschr. **108**, 679 (1958).

Geiser, M., Truéta, J.: Muscle action, bone rarefication and bone formation. An experimental Study. J. Bone Jt Surg. **40 B**, 282 (1958).

Hackethal, K. H.: Die Nervenwurzelschwellung als pathogenetischer Faktor des Halsnervenirritations-Syndroms. Arch. klin. Chir. **276**, 152 (1953).

— Moderne Sudeck-Behandlung — eine Kausaltheorie? Arch. klin. Chir. **284**, 64 (1956).

— Das Sudecksche Syndrom. Medizin **1**, 1 (1958).

Halpern, D., Meelmysen, F. E.: Duration of relaxation after intramuscular neurolysis with phenol. J. Amer. med. Ass. **200**, 1152 (1967).

Harff, J.: Beitrag zur physikalischen Therapie des Sudeckschen Syndroms. Arch. orthop. Unfall-Chir. **46**, 462 (1954).

— Stuth, H. W.: Zum Problem des Sudeck-Syndroms. Z. Orthop. **84**, 61 (1954).

— Das Zusammentreffen des Sudeckschen Syndroms mit Krankheiten anderer Genese. Arch. klin. Chir. **284**, 61 (1956).

— Ätiologie und Pathogenese des Sudeck. Verh. dtsch. orthop. Ges. **46**, 358 (1958).

Hartenbach, W.: Zur Behandlung des Sudeckschen Syndroms mit Padutin. Dtsch. med. Wschr. **75**, 751 (1950).

— Die Einwirkung von Depot-Padutin auf verschiedene Zirkulationsstörungen. Dtsch. med. Wschr. **76**, 1064 (1951).

— Inwieweit ist durch die heute gebräuchliche Sympathikolytika eine Unterstützung der Sympathikus-Chirurgie zu erwarten? Arch. klin. Chir. **276**, 473 (1953).

— Erfahrungen über die posttraumatischen Knochenumbaustörungen und ihre Behandlung. Arch. klin. Chir. **284**, 67 (1956).

Heinzel, J.: Behandlungsergebnisse des Sudeckschen Syndroms in den Jahren 1945 bis 1955 an der Heidelberger Klinik. Arch. klin. Chir. **284**, 74 (1956).

Hilgenreiner, H.: Gibt's eine Sudecksche Knochenatrophie? Bruns' Beitr. klin. Chir. **112**, 473 (1918).

— Die Knochenatrophie nach Schußfrakturen der Extremitätenknochen und ihre diagnostische, prognostische und funktionelle Bedeutung. Bruns' Beitr. klin. Chir. **129**, 683 (1923).

Iggo, A., Walsh, E. G.: Selective block of small fibers in the spinal roots by phenol. Brain **83**, 701 (1960).

Jowsey, J.: Persönliche Mitteilung, 1966.

Kappert, A., et al.: Untersuchungen über die Wirkungen neuer dihydrierter Mutterkornalkaloide bei peripheren Durchblutungsstörungen. Helv. med. Acta **16**, Suppl. XXII, 27 (1949).

Karitzky, B.: Akute Gliedmaßendystrophie in ihrer Bedeutung für die Behandlungsmaßnahmen in der Unfallchirurgie. H. Unfallheilk. **22**, 1 (1938).

Keßler, E.: Zur Pathogenese der Sudeckschen Knochenatrophie. Dtsch. med. Wschr. **83**, 565 (1958).
— Klinik und Pathogenese der Sudeckschen Knochenatrophie. Bruns' Beitr. klin. Chir. **197**, 388 (1958).
Khalili, A. A., Betts, H. B.: Peripheral nerve block with phenol in the management of spasticity. J. Amer. Med. Ass. **200**, 1155 (1967).
Kienböck, R.: Über acute Knochenatrophie bei Entzündungsprocessen an den Extremitäten (fälschlicherweise sog. Inaktivitätsatrophie der Knochen) und ihre Diagnose nach dem Röntgenbild. Wien. med. Wschr. **51**, 1346, 1389, 1462, 1508, 1591 (1901).
Kirsch, K.: Das Sudecksche Syndrom als Fernwirkung gestörter Organfunktion durch Vermittlung des vegetativen Nervensystems. Z. Orthop. **86**, 95 (1955).
Krediet, P.: Experimental post-traumatic dystrophy in the rabbit. Nature (Lond.) **204**, 538 (1964).
Leriche, R.: Sur les déséquilibres vasomoteurs posttraumatiques primitifs des extrémités. Lyon chir. **20**, 746 (1923).
— Des réflexes d'axon dans les traumatismes périphériques. Importance de leur conaissance dans la chirurgie des accidents. Rev. Chir. (Paris) **62**, 579 (1924).
— Fontaine, R.: Des ostéoporoses douloureuses posttraumatiques. Presse méd. **38**, 617 (1930).
— La chirurgie de la douleur. Paris: Masson & Cie. 1949, p. 184.
Linke, H.: Das Sudeck-Syndrom als intern-medizinisches Problem. Münch. med. Wschr. **101**, 658, 702 (1959).
— Chlorpromazin und Meprobamat in der Behandlung des Sudeck-Syndroms. Acta neuroveg. **21**, 152 (1960).
Mandl, F.: Paravertebral block. London: Heinemann Inc. 1948.
Miller, R.: Tanderil zur Behandlung des Sudeck-Syndroms. Med. Welt **34**, 2931 (1965).
Müller, U.: Posttraumatische Dystrophie bei Kindern. Z. Unfallmed. Berufskr. **45**, 252 (1952).
Mussgnug, G.: Beitrag zur medikamentösen Prophylaxe und Therapie des Sudeck-Syndroms mit Nebennierenrindenwirkstoffen. Medizinische **1956 II**, 1708.
Nasse, H.: Über den Einfluß der Nervendurchschneidung auf die Ernährung, insbesondere auf die Form und die Zusammensetzung des Knochens. Pflügers Arch. ges. Physiol. **23**, 361 (1880).
Nathan, P. W., Sears, T. A., Smith, M. C.: Immediate and chronic effects of phenol on nerve roots. J. Physiol. (Lond.) **140**, 31 (1958).
— Sears, T. A.: Effects of phenol on nervous conduction. J. Physiol. (Lond.) **150**, 565 (1960).
Nigst, H.: Zur Behandlung frischer, offener Handverletzungen. CIBA Symp. **6**, 211 (1958).
Paleari, G. L., Brondolo, W., Zucchi, V.: La sindrome di Sudeck posttraumatica. Edizione Minerva Medica, Milano 1960.
Pedersen, E., Reske Nielsen, E.: Neuropathology of subarachnoid phenol-glycerine. Acta neuropath. **5**, 112 (1965).
— Juul Jensen, P.: Treatment of spasticity by subarachnoid phenolglycerine. Neurology (Minneap.) **15**, 256 (1965).
Poigenfürst, J.: „Ein Fall von . . ." Arch. orthop. Unfall-Chir. **60**, 206 (1966).
Remé, H.: Verlaufsformen des akuten Knochenumbaus. Dtsch. Z. Chir. **253**, 76 (1939).
— Hyperämie und Knochenumbau. Zbl. Chir. **66**, 972 (1939).

Remé, H.: Über das Wesen des akuten Knochenumbaus (Sudecksches Syndrom) und seine Beziehungen zu den trophischen Störungen der Gliedmaßen. Med. Klin. 36, 827 (1940).
— Experimentelle Studien über den Knochenumbau aus verschiedenen Gründen. Dtsch. Z. Chir. 257, 115 (1943).
— Paul Sudecks Werk und der heutige Stand der Lehre vom Sudeckschen Syndrom. Bruns Beitr. klin. Chir. 191, 228 (1955).
Rieder, W.: Akute, fleckige Knochenatrophie. Zbl. Chir. 62, 2791 (1935).
— Die akute Knochenatrophie. Dtsch. Z. Chir. 248, 269 (1937).
— Akuter kollateraler Knochenumbau. Arch. klin. Chir. 202, 1 (1941).
— Das Sudecksche Syndrom. Zbl. Chir. 71, 906 (1944).
— Verhütung und Therapie des Sudeckschen Syndroms. H. Unfallheilk. 44, 100 (1953).
Rothlin, E.: Über ein neues Mutterkornalkaloid. Schw. med. Wschr. 65, 947 (1935).
Rutishauser, E., Vernet, A., Marzabraud, A.: Etude histopathologique de l'ostéoporose posttraumatique. Acta chir. belg. Suppl. I, 123 (1956).
Rzymann, G.: Erfahrungen mit der internen Behandlung von hypostatischen und traumatischen Ödemen in der Praxis. Landarzt 43, 375 (1967).
Scheibe, G.: Die Capillarschädigung bei der Sudeckschen Krankheit. Arch. klin. Chir. 283, 693 (1955).
— Trophoneurotische Veränderungen bei der Sudeckschen Krankheit. Acta neuroveg. 21, 141 (1960).
— Behandlung des Sudeck-Syndroms mit Reparil. Landarzt 42, 439 (1966).
— Antiödemwirkstoff zur Therapie des Sudeck-Syndroms. Med. Klin. 61, 1146 (1966).
Schönbach, G.: Ätiologische Betrachtungen zur Sudeckschen Dystrophie auf Grund klinischer und experimenteller Untersuchungen. Arch. klin. Chir. 284, 53 (1956).
— Ist die Sudecksche Dystrophie eine vermeidbare Unfallfolge? Verh. dtsch. orthop. Ges. 46, 397 (1958).
— Thorban, W.: Funktionelle und organische Gefäßwandveränderungen nach Sympathektomien und partieller Nervenschädigung. Arch. klin. Chir. 291, 217 (1959).
— Veränderte Umweltfaktoren als Ursache der Zunahme der Sudeckschen Dystrophie. Bruns Beitr. klin. Chir. 200, 76 (1960).
Schröter, G.: Das Sudecksche Syndrom als berufsbedingte Erkrankung. Z. ges. inn. Med. 8, 69 (1953).
— Zur Pathogenese, Klinik und Therapie des Sudeck-Syndroms; Beobachtungen ohne Unfallanamnese. Dtsch. med. Wschr. 79, 1535 (1954).
Shim, S. S., Copp, D. H., Patterson, F. P.: Bone bloodflow in the limb following complete sciatic nerve section. Surg. Ginec. Obstet. 123, 333 (1966).
Skapinka, S., Rand, B. H., Edin, F. R. C. S.: Chemische Sympathektomie. Der Gebrauch wässeriger Phenollösungen beim Sympathikusblock. S. Afr. med. J. 25, 58 (1951).
Stolle, H.: Die Bedeutung des Sympathikus bei der Sudeckschen Dystrophie. Mschr. Unfallheilk. 58, 65 (1955).
Sudeck, P.: Über die acute, entzündliche Knochenatrophie. Arch. klin. Chir. 62, 148 (1900).
— Über die entzündliche Knochenatrophie. Münch. med. Wschr. 49, 299 (1902).
— Über die akute (trophoneurotische) Knochenatrophie nach Entzündungen und Traumen der Extremitäten. Dtsch. med. Wschr. 28, 336 (1902).
— Die trophischen Extremitätenstörungen durch periphere (infektiöse und traumatische) Reize. Dtsch. Z. Chir. 234, 596 (1931).

Sudeck, P.: Kollaterale Entzündungszustände (akute Atrophie und Dystrophie der Gliedmaßen) in der Unfallheilkunde. H. Unfallheilk. **24**, 1 (1938).
— Die kollateralen Entzündungsreaktionen an den Gliedmaßen (sogenannte akute Knochenatrophie). Arch. klin. Chir. **191**, 710 (1938).
— Zur Theorie der Knochenbruchbehandlung. Zbl. Chir. **66**, 867 (1939).
— Die sogenannte akute Knochenatrophie als Entzündungsvorgang. Chirurg **14**, 449 (1942).
— Kollaterale Heilentzündung-Dystrophie-Atrophie der Gliedmaßen. Fortschr. Röntgenstr. **68**, 1 (1943).
Thorban, W.: Neue experimentelle Ergebnisse zur Ätiologie und Pathogenese des posttraumatischen Sudeck-Syndroms. Verh. dtsch. orthop. Ges. **46**, 385 (1958).
— Das Sudeck-Syndrom. Ärztl. Sammelblätter **51**, 373 (1962).
— Klinische und experimentelle Untersuchungen zur Ätiologie und Pathogenese der posttraumatischen Sudeckschen Gliedmaßendystrophie. Acta neuroveg. **25**, 1 (1962).
— Das Sudecksche Syndrom der Hand. H. Unfallheilk. **75**, 139 (1963).
Titze, A.: Das Sudecksche Syndrom. Wien. klin. Wschr. **106**, 647 (1956).
Truéta, J.: Le mécanisme vasculaire de l'ostéoporose. Etude physiopathologique et expérimentale. Acta chir. belg. Suppl. I, 165 (1956).
Wende, S.: Das radiologisch ausgelöste Hirnödem und seine Verhütung. Fortschr. Röntgenstr. **98**, 589 (1963).
Wiertz-Hoessels, E. L. M. J.: Influence of trophic disturbance on skeletal muscle innervation. Nature (Lond.) **204**, 540 (1964).
Wolff, G., Gigon, J. P., Enderlin, F.: Einfache Einrichtung zur genauen Messung von Harn-Einzelportionen und zur Vermeidung aszendierender Harnweginfekte. Praxis (Bern) **56**, 843 (1967).
Zuckschwerdt, L.: Das Sudeck-Syndrom. Arch. klin. Chir. **299**, 228 (1962).

Sachverzeichnis

Die *kursiv* gedruckten Zahlen zeigen die Stellen an, an denen jeweils die Hauptbehandlung eines Stichwortes erfolgt.

Experimentelle Medizin, Pathologie und Klinik

Die früheren Bände erschienen unter dem Reihentitel:

Pathologie und Klinik in Einzeldarstellungen